難経校釈

南京中医学院 校釈

林　克 訳

たにぐち書店

序

坂 出 祥 伸

関西大学教授

文学博士

　近年、中国医学古典の現代中国語訳がつぎつぎと出版され、それにも
とづいた日本語訳もまた相継いで出版されている。中国医学の古典を原
文で読み理解するのは、とても容易なことではないから、その日本語訳
があれば、いわゆる漢方治療にたずさわる人や研究者にとり、とても便
利なことだが、それだけに、信頼のおける日本語訳が提供されなければ
なるまい。ところが、原文の中国医学古典をきちんと読める人、言いか
えると、経学や諸子学のような中国古典を読む訓練を受け、しかも医薬
の典籍をも読めるという人は、日本にはそうザラにいるものではない。
本書の訳者・林克氏は、その数少ない適任者の一人なのである。

　というのは、林氏は京都大学文学部・大学院を通じて、厳密精緻な読
解をもって知られる中国哲学史講座の湯浅幸孫・日原利国両教授のもと
で中国古典学万般についてのきびしい指導を受けられ、かたわら、京大
人文科学研究所科学史研究班で山田慶児教授が主宰されていた『黄帝内
経太素』の会読にも参加されて、伝統医薬学の知識と読解力を会得され
たのである。その後、「五臓の五行配当について」「騶子五行説考」「『素問』
標本病伝論の時刻制度」などの論考を次々と発表されたほかに、『中国養
生叢書』（谷口書店、1988年）では、明末・龔居中のすぐれた養生書『五
福全書』『万寿丹書』についての実に精細な解説をものにされている。

　かくて、本書『難経校釈』の日本語訳は，まさにうってつけの訳者を
得て成ったといっても、決して過褒ではあるまい。眼識のある読者なら
ば、本書の訳注を一見されれば、以上にのべたことを納得されるにちが

いない。よって、信頼のおけるすぐれた訳業として、本書を専門家のみならず広く中国医学に関心ある方々に推薦する次第である。

目　　次

● 第一篇　脈　　学

第　一　難　脈診に寸口だけを取って疾病を診断する原理を論
　　　　　　ずる　　　　　　　　　　　　　　　　　　　　　　13

第　二　難　脈診の部位と陰陽の属性を論ずる……………………18

第　三　難　尺寸における太過・不及の異常脈象を論ずる………21

第　四　難　脈の陰陽を論ずる……………………………………25

第　五　難　脈診における指法の軽重を論ずる…………………31

第　六　難　脈の陰陽虚実を論ずる………………………………33

第　七　難　四季の旺脈を論ずる…………………………………35

第　八　難　寸口の脈が正常であるのに死ぬ原理を論ずる………40

第　九　難　遅・数脈から臓腑の疾病を判別することを論ずる……43

第　十　難　一臓の脈象における十種の変態を論ずる……………44

第 十 一 難　休止脈と臓気の関係を論ずる……………………47

第 十 二 難　虚実の誤治を論ずる…………………………………50

第 十 三 難　色・脈・尺膚の診断法の間の関係を論ずる…………53

第 十 四 難　損・至脈の病証と治療法を論ずる…………………58

第 十 五 難　四時における正常な脈象と異常な脈象を論ずる………67

第 十 六 難　五臓の疾病の脈と証との関係を論ずる………………77

第 十 七 難　脈象と病証が対応する場合と相反する場合の予後
　　　　　　を論ずる……………………………………………82

第 十 八 難　脈法における三部と臓腑経脈との対応及び積聚の
　　　　　　慢性病の脈象を論ずる……………………………87

第 十 九 難　男女における正常な脈と異常な脈について論ずる……94

第 二 十 難　陰陽伏匿の脈象を論ずる……………………………96

第二十一難　身体の病態と脈の病象との関係を論ずる……………99

— i —

第二十二難　是動病・所生病と気血の先後との関係を論ずる……… 101

● 第二篇　経　　絡

第二十三難　経脈の長さと順行、及び診断における寸口・人迎
　　　　　　脈の重要性を論ずる……………………………………… 106

第二十四難　陰陽各経の気が絶えたときの症状と予後を論ずる…… 113

第二十五難　十二経脈の数を論ずる……………………………………… 120

第二十六難　十五別絡の数を論ずる……………………………………… 122

第二十七難　奇経の意味と内容を論ずる……………………………… 124

第二十八難　奇経八脈の順路と起止点を論ずる…………………… 127

第二十九難　奇経八脈の病証を論ずる………………………………… 132

● 第三篇　臓　　腑

第 三 十 難　営衛の生成と循行を論ずる……………………………… 138

第三十一難　三焦の部位と機能を論ずる……………………………… 141

第三十二難　心・肺の部位と気血営衛との関係を論ずる………… 145

第三十三難　肝・肺の浮沈と陰陽五行との関係を論ずる………… 146

第三十四難　五臓の主る声色臭味液及び五臓と七神との関係に
　　　　　　ついて論ずる………………………………………………… 151

第三十五難　腑の機能と臓腑の対応関係を論ずる………………… 154

第三十六難　腎と命門を論ずる………………………………………… 159

第三十七難　五臓と七竅の関係及び陰陽気血の生理と病理につ
　　　　　　いて論ずる…………………………………………………… 162

第三十八難　臓は五、腑は六であることを論ずる………………… 166

第三十九難　腑は五、臓は六であることを論ずる………………… 168

第 四 十 難　鼻の嗅覚・耳の聴覚と内臓との関係を論ずる……… 170

第四十一難　肝に両葉あることを論ずる……………………………… 173

目　次

第四十二難	人体臓腑の解剖と機能を論ずる……………………………175
第四十三難	飲食しないと七日で死ぬ原理を論ずる………………181
第四十四難	七衝門の名称と部位を論ずる………………………183
第四十五難	八会の部位と主治を論ずる…………………………185
第四十六難	老若によって目覚めと眠りが異なる原理を論ずる…… 188
第四十七難	顔面部だけが寒さに耐えられる原因を論ずる……… 190

◉ 第四篇　疾　　病

第四十八難	疾病の三虚三実を論ずる………………………………… 194
第四十九難	正経が自ら病むものと五邪の傷害による病の区別 を論ずる………………………………………… 198
第五十難	五邪の伝変を論ずる……………………………………… 207
第五十一難	好き嫌いと臓腑の疾病との関係を論ずる……………… 210
第五十二難	臓と腑では発病の根本が異なることを論ずる……… 212
第五十三難	七伝・間臓の伝変と予後を論ずる…………………… 214
第五十四難	臓病と腑病の治療の難易を論ずる…………………… 217
第五十五難	積と聚の症状と鑑別を論ずる………………………… 219
第五十六難	五臓の積病を論ずる…………………………………… 221
第五十七難	五泄の名称と症状を論ずる…………………………… 227
第五十八難	外感病の種類とその脈象を論ずる…………………… 229
第五十九難	狂病と癲病の鑑別を論ずる…………………………… 234
第六十難	厥痛と真痛を論ずる…………………………………… 237
第六十一難	望・聞・問・切を論ずる……………………………… 240

◉ 第五篇　腧　　穴

| 第六十二難 | 臓と腑では井・榮の穴数が異なることを論ずる……… 244 |
| 第六十三難 | 井穴を始めとする道理を論ずる………………………… 246 |

—iii—

第六十四難　井・榮・兪・経・合穴の陰陽五行の属性を論ずる‥‥ 248

第六十五難　井穴・合穴の出入の意義を論ずる‥‥‥‥‥‥‥‥ 252

第六十六難　十二経の原穴と三焦の関係を論ずる‥‥‥‥‥‥‥ 254

第六十七難　五臓の募穴と兪穴の意義及びその治療作用を論ずる‥ 258

第六十八難　井・榮・兪・経・合の五穴の意義と主治の病症を
　　　　　　論ずる‥‥‥‥‥‥‥‥‥‥‥‥‥‥‥‥‥‥‥‥ 262

● 第六篇　針　　　法

第六十九難　母を補い子を瀉す治療方法を論ずる‥‥‥‥‥‥‥ 266

第 七 十 難　四時によって刺法が異なることを論ずる‥‥‥‥‥ 270

第七十一難　栄衛に対する刺針の深浅について論ずる‥‥‥‥‥ 273

第七十二難　迎随補瀉の刺針方法を論ずる‥‥‥‥‥‥‥‥‥‥ 275

第七十三難　井に刺し榮を瀉す法の運用を論ずる‥‥‥‥‥‥‥ 278

第七十四難　四時における五臓の刺針方法を論ずる‥‥‥‥‥‥ 280

第七十五難　肝実肺虚に瀉火補水法を応用する原理を論ずる‥‥ 283

第七十六難　補瀉の方法と順序を論ずる‥‥‥‥‥‥‥‥‥‥‥ 287

第七十七難　上工と中工の治療技術の差異を論ずる‥‥‥‥‥‥ 290

第七十八難　刺針による補瀉の手法を論ずる‥‥‥‥‥‥‥‥‥ 292

第七十九難　迎随と母子補瀉法との結合を論ずる‥‥‥‥‥‥‥ 295

第 八 十 難　候気して針を出し入れすることを論ずる‥‥‥‥‥ 298

第八十一難　虚実証に補瀉を誤用した後の結果を論ずる‥‥‥‥ 300

凡　例

一、本書は南京中医学院校釈『難経校釈』（人民衛生出版社、1979年）を
　　翻訳したものである。

二、原書は前言、校釈説明、目次、本文、主要校勘版本和参考書目から
　　成る。この内、我が国の読者には特に必要のないと思われる前言と、
　　校釈説明中の校釈者名の二ケ所を除き、本書に翻訳収録した。また、
　　本書では校釈説明と主要校勘版本和参考書目を目次と本文との間に
　　移した。

三、原書の各難の校釈の基本的構成は原文、校勘、注釈、口語訳、解説
　　であり、原文と口語訳は全難に備わるが、他はあったりなかったり
　　する。時には附表や附記がつく場合もある。

四、校勘の場所は①、②等によって、注釈の場所は〔1〕〔2〕等によっ
　　て示す。また、文中の　（　）内の語句は原書の補注である。

五、本書は原文の後に書き下し文を加え、必要に応じて訳注を施した。
　　(1)(2)等は訳注の場所を示すものである。また簡単な訳注は必要な場
　　所のすぐ後に〔　〕で示した。

校釈説明

一、『難経』の作者・著作年代及び注釈者について

　『難経』は古くから春秋時代の秦越人（扁鵲）[1]の著と伝えられていた。しかし『史記・扁鵲伝』[2]・『漢書・芸文志』[3]のいずれにも記載はなく、張仲景[4]『傷寒雑病論』[5]序と『隋書・経籍志』[6]は『難経』に触れてはいるものの、作者の姓名を明記してはいない。唐代の楊玄操[7]『難経注』[8]と『旧唐書・経籍志』[9]になってはじめて『難経』が秦越人の著作であるといわれた。文献の記載によると、『難経』の著作年代は『内経』の後、『傷寒雑病論』の前にあたり、かなり長い時間転々と伝わり、絶えず改正・整理・補充されるという過程を経て徐々に書き上げられたものである。

　『難経』という書名の意味については、二つの解釈がある。一つは難の字を問難〔疑問点を問いたずねる〕の「難（nàn）」とするもので、例えば徐霊胎[10]は『難経経釈』[11]の自序で「霊・素の微言奥旨を以て、端　未だ発せざる者を引き、問答を為すの語を設けて、厥の義を暢べ俾むる也」という。もう一つは難の字を難易の「難（nán）」とするもので、楊玄操は序文の中で「名づけて八十一難と為すは、其の理趣深遠にして、卒かには了り易きに非ざるを以ての故也」という。『難経』の体裁と文章の意味より分析すれば、前者の見解のほうが適当であろう。

　『難経』が世に問われて以来、これに注解をほどこした歴代の医家は数十人を下らない。例えば三国呉の太医令呂広[12]、唐代の楊玄操、宋代の丁徳用[13]・虞庶[14]・楊康侯[15]・龐安時[16]・李子野[17]、金元時代の紀天錫[18]・張元素[19]・袁淳甫[20]・謝縉孫[21]・滑伯仁[22]、明代の熊宗立[23]・張世賢[24]・馬蒔[25]、清代の徐霊胎・丁錦[26]・黄元御[27]・葉霖[28]、近代の張山雷[29]・孫鼎宜[30]・蔡陸仙[31]等がいる。この中には今は伝わらない著作もあ

る。このほか日本人の名古屋玄医[32]・滕万卿[33]・丹波元胤[34]等も『難経』の注解をつくっている。これらの著作中、『難経集注』[35]は呂広・楊玄操・丁徳用・虞庶・楊康侯の五家の注釈を集めており、互いに補充することができるので、『難経』原文の理解に役立つ。滑伯仁の『難経本義』[36]と徐霊胎の『難経経釈』は論旨が明快であり、『難経』の注釈本の中でも優れた作品である。張山雷の『難経彙注箋正』[37]は諸家の言論を収集して、自己の見解を述べており、参考とするに値する。

歴代の注家もまた一定の校勘作業を行っている。『難経本義』では特に『闕誤総類』一篇を設けて、原文中の錯簡と欠漏を指摘している。『難経経釈』は『内経』に基づき、『難経』の誤った部分を論証している。『難経彙注箋正』は「考異」の項目を立てている。その他、八十一難の順序は、後人の改編を経ており、『難経』の原型を失っているとして、編成し直している医家もいる。例えば丁錦の『古本難経闡注』[38]と日本人滕万卿の『難経古義』[39]等は『難経』を研究する際の参考とすることができる。

二、『難経校釈』の編集体裁について

本書の内容は、「原文」、「校勘」、「注釈」、「口語訳」、「解説」等の数項目に分かれる。

（一）原文：　すべて原本を主とする。呉澄[40]の篇の分け方に基づき、八十一難を六篇に分け、一難から二十二難までを脈学、二十三難から二十九難までを経絡、三十難から四十七難までを臓腑、四十八難から六十一難までを疾病、六十二難から六十八難までを腧穴、六十九難から八十一難までを針法とする。

（二）校勘：　1956年に商務印書館から出版された『難経本義』を底本とし、明本『難経』といくつかの注釈本を対校本とし、『素問』『霊枢』等を他校本として校勘を行った。

校勘方法としては、対校と他校を主とした。底本に誤りがあり確かな

— 2 —

根拠がある場合は、原文中に改正を加えた上で、改めた箇所に注の番号をつけて標示し、項末の注の中で、もとは何々に作り、今は何の本に拠って改め、削り或いは補ったかを説明した。数本が同じである場合は、その中で最も古いものを挙げ、その他は省略した。底本と校本とが異なっているが、底本に誤りがあるとは断定できない場合、或いは校本の異なる字句で参考価値のあるものについては、原文は改めず、同じく注の番号を使って標示し、項末の注の中で別本では何々に作ると説明して二つともその形義を残した。

　(三)注釈：　各家の意見を参考にしながら、我々の見解を加えて融合させ、可能なかぎり口語文を使って注釈を行い、できるだけ平明でわかり易くするように努めた。前人の注解のうち比較的精要で、文章も平明流暢なものは適宜引用した。異なる見解であっても、互いに参考或いは補充しあえるものも、ともに記載して研究に供した。音義がわかり難いものには、適宜訓詁を加え、中国語のピンインで発音を示し、更に同音の漢字をあわせて示した。

　(四)口語訳：　直訳を主として、意訳を加えた。段落を原文と一致させた。文の句読点は、意訳したもの以外は、なるべく原文の句読点と一致するようにした。

　(五)　解説：　主として以下の状況がある場合に解説を加え説明した。

　１．注釈以外に、更に詳しく述べる必要がある場合。２．原文の前後に関連があり、互いに参照して理解を深めることができる場合。３．これまで論争が多く、我々の見解を示して参考に供した場合。４．臨床の実践に参考とする価値がある場合。

【訳注】

　(1)　秦越人……詳細は不明であるが、姓は秦、名は越人、号は扁鵲とされる。春秋～戦国時代の名医。

(2) 『史記・扁鵲伝』……『史記』は前漢の司馬遷著。百三十巻。上古の黄帝から漢の武帝までの歴史を記す。紀伝体で書かれており、扁鵲伝は列伝第四十五。

(3) 『漢書・芸文志』……『漢書』は後漢の班固著。百巻。前漢一代の歴史を記す。芸文志は宮廷図書館の蔵書目録である。

(4) 張仲景……後漢末の医家。名は機、字が仲景。著書に『傷寒雑病論論』十六巻がある。

(5) 『傷寒雑病論』……張仲景著。十六巻。『傷寒卒病論』ともいう。傷寒と雑病について論じた医書。傷寒部分は『傷寒論』十巻にまとめられて伝承し、その他に『傷寒論』の異本として『金匱玉函経』があり、また『傷寒雑病論』の節略本として『金匱要略』がある。

(6) 『隋書・経籍志』……『隋書』は隋代の正史。八十五巻。その経籍志は隋代にとどまらず六朝から唐初にかけての蔵書目録である。

(7) 楊玄操……唐の医家。『黄帝八十一難経注』五巻の他、『素問釈音』『針経音』『本草注音』などを著した。

(8) 『難経注』……楊玄操の『黄帝八十一難経注』を指す。五巻。三国・呉の呂広が注した『難経』の不明な所に注釈を施すとともに音義を加えた。原書はすでに佚したが、その大部分が『難経集注』に収められている。

(9) 『旧唐書・経籍志』……『旧唐書』は唐代の正史。二百巻。その経籍志は開元時代の蔵書目録。

(10) 徐霊胎（1693～1771）……名は大椿、字が霊胎。清の医家。著書には『医学源流論』二巻・『難経経釈』二巻等の他十数種があり、それらは『徐霊胎医学全書』に収められる。

(11) 『難経経釈』……徐霊胎著。二巻。『内経』の経文をもって『難経』を解釈するということからこの名がある。『内経』『難経』二書の相関する内容を比較参照して『難経』を解釈している。『四庫全書』に収められた。

(12)　呂広……三国・呉の医家で大医令となる。一名呂博。『難経』に初めて注をつけた。原書は佚したが、その説は王翰林の『集注黄帝八十一難経』中に見える。

(13)　丁徳用……北宋の医家。楊玄操の『難経注』に補注・図絵を施し『難経補注』五巻を著した。別に『傷寒慈済集』三巻がある。いずれも佚した。

(14)　虞庶……北宋の医家。『難経注』五巻（佚書）を著し、呂広・楊玄操の不備を補った。

(15)　楊康侯……北宋の医家。字は子建。号は退修。『十産論』『通神論』『護命論』（いずれも佚書）を著し、『難経』にも注を施した。

(16)　龐安時(1043？～1100)……北宋の医家。字は安常。『傷寒総病論』六巻（存）・『難経解義』一巻（佚）・『主体集』一巻（佚）・『本草拾遺』（佚）などを著した。

(17)　李子野……南宋の医家。名は駧、字が子野、号は晞範子。『難経句解』七巻（存）・『集解脈訣』（佚）・『脉髄』（佚）などを著した。

(18)　紀天錫……金の医家。字は斉卿。『集注難経』五巻（佚書）を著し、この書によって医学博士を授けられた。

(19)　張元素……金の医家。字は潔古。また易水先生とも称す。『医学啓源』三巻（存）・『潔古珍珠嚢』一巻（存）・『薬注難経』（佚書）などを著した。門人に李杲・王好古がいる。

(20)　袁淳甫……元の医家。名は坤厚、字が淳甫。『難経本旨』（佚書）を著した。

(21)　謝縉孫……元の医家。字は堅白。『難経説』（佚書）を著した。

(22)　滑伯仁……元末の医家。名は寿、字が伯仁。『十四経発揮』三巻・『難経本義』二巻・『診家枢要』一巻（いずれも存）等を著した。

(23)　熊宗立……明の医家。名は均、字が宗立、号は道軒。『勿聴子俗解八十一難経』六巻・『八十一難経経絡解』・『黄帝内経素問霊枢運気音釈補遺』一巻（いずれも存）等を著した。

⑳　張世賢……明の医家。字は天成。号は静斎。『難経』全篇に図解を加えた『図注八十一難経』八巻（存）を著した。

㉕　馬蒔……明の医家。字は仲華。号は玄台（元台）。『黄帝内経素問注証発微』九巻（存）・『黄帝内経霊枢注証発微』九巻（存）・『難経正義』九巻（佚）・『脈訣正義』三巻（佚）を著した。

㉖　丁錦……清の医家。字は履中。号は適廬老人。『古本難経闡注』二巻（存）を著した。

㉗　黄元御（1705～1758）……清の医家。一名玉路。字は坤載。号は研農、別号玉楸子。『素問懸解』十三巻・『霊枢懸解』九巻・『難経懸解』二巻（いずれも存）等を著した。

㉘　葉霖……清の医家。字は子雨。『難経正義』六巻・『脈説』二巻（いずれも存）などを著した。

㉙　張山雷（1873～1934）……清末民国初の医家。名は寿頤、字が山雷。『難経彙注箋正』四巻・『中風斠詮』三巻・『脈学正義』六巻などを著した。

㉚　孫鼎宜……清末民国初の医家。『難経章句』三巻・『明堂孔穴』一巻・『脈経鈔』二巻などを著した。

㉛　蔡陸仙……近代の人。『中国医薬彙海』七編・『民衆医薬指導叢書』四集二十四種を著した。前書の経部に『難経』二巻を含む。

㉜　名古屋玄医（1629～1696）……江戸初期の医家。『医方問余』で医方復古の説を唱え、古方派の祖となる。著に『難経註疏』『首書難経本義』『金匱注解』などがある。

㉝　滕万卿……姓は加藤、名は章、字は俊丈、号は万卿。中国流に滕万卿という。江戸中期の医家。著に『難経古義』二巻の他、現存するものとしては『韞匵録』一巻がある。

㉞　丹波元胤（1789～1827）……江戸後期の医家。太田錦城に儒学を学ぶ。『難経疏証』は考証学的手法を駆使した名著。他に『医籍考』があり、これも工具書として有用。

(35)　『難経集注』……五巻。明の王九思らが編集した。呂広・楊玄操・丁徳用・虞庶・楊康侯の注を集める。全体は脈診、経絡、臓腑、疾病、腧穴、針法等の順に十三篇に分かれており、現存する『難経』の最も早い集注本である。

(36)　『難経本義』……二巻。滑寿（伯仁）著。諸家の注を総合し、自己の見解を述べ、また『闕疑総類』一篇において脱文誤字を指摘し、経文の校勘を行っている。

(37)　『難経彙注箋正』……四巻。張寿頤（山雷）著。『難経本義』『難経経釈』を中心に諸家の注の優れたものだけを採取摘録し、これに自己の見解を加えて経文の疏通を図った。

(38)　『古本難経闡注』……二巻。丁錦著。武昌で入手したという古本『難経』によって通行本の排列を編成し直し、校訂・注釈を行ったもの。

(39)　『難経古義』……滕万卿著。二巻。通行本の排列を編成し直すとともに、各難の問答を符合させるために語句の順序を入れ換えている。

(40)　呉澄……元の儒者。字は幼清。諡は文正。儒学の他、老荘・象数などにも詳しく、多数の著書がある。八十一難を六分割する方法は「贈医士章伯明序」に見える。

主要な校勘版本と参考書目

『黄帝内経素問』、1956年人民衛生出版社影印・顧従徳本（略称『素問』）

『黄帝内経霊枢』、1964年人民衛生出版社出版劉衡如校勘本（略称『霊枢』）

『針灸甲乙経』晋・皇甫謐著、1963年人民衛生出版社出版劉衡如校勘本（略称『甲乙経』）

『脈経』晋・王叔和著、1956年人民衛生出版社影印　元・広勤書堂刊本

『難経』、明刻『医要集覧六種』本（略称明本『難経』）

『黄帝八十一難経正本』張驥校補、1937年成都義生堂刻本

『難経集注』呉・呂広等注、明・王九思等輯、1963年人民衛生出版社　商務印書館『守山閣叢書』本に拠る重印

『黄帝八十一難経纂図句解』[1]宋・李子野著、上海涵芬楼影印正統道蔵本（略称『難経句解』）

『図注八十一難経』明・張世賢著、江左書林刊本

『難経経釈』清・徐霊胎著、1727年（清雍正5年）徐氏洄溪草堂精刻本

『古本難経闡注』清・丁錦著、1958年上海衛生出版社　嘉慶庚申（1800年）種竹堂山房本に拠る校印

『難経懸解』[2]清・黄元御著、1872年（清同治11年）陽湖馮氏刊本

『増輯難経本義』[3]清・周学海増輯、1891年（清光緒17年）周氏校刊本

『難経正義』[4]清・葉霖著、1936年世界書局印行『珍本医書集成』本

『難経彙注箋正』張山雷著、1961年上海科学技術出版社出版

『難経集義』呉保神[5]著、1935年上海中医書局印本

『難経訳釈』[6]南京中医学院医経教研組編著、1961年上海科学技術出版社出版

『難経白話解』陳璧琉編著、1963年人民衛生出版社出版

『難経注疏』日本・名古屋玄医著、1932年上海中医書局印本

『難経古義』日本・滕万卿著、1936年世界書局印行『珍本医書集成』本

『難経疏証』(7)日本・丹波元胤著、1957年人民衛生出版社出版『皇漢医学叢書』本

【訳注】

(1)『黄帝八十一難経纂図句解』(『難経句解』)…七巻。秦越人が長桑君から授けられた秘術を記述したものが『難経』で、浅学者の理解の及ばない典籍と考え、句ごとに解釈を施して理解の助けになるように計った。

(2)『難経懸解』…二巻。『難経』の経文に遂条的に解釈を加えたもので、常に『内経』の関連事項を対照して傍証しているが、独善的解釈との評もある。『四庫全書』に収められた。

(3)『増輯難経本義』…二巻。撰者周学海が『難経』諸注の中で最もすぐれるとした『難経本義』の説を主とし、諸家の注の中から参考とするに足るものを取り、これに周自身の見解を加えた。

(4)『難経正義』…六巻。経文の注釈に当たっては諸家の説を博く取り、『内経』原文との比較対照を行い、西洋医学の知見をも取り入れている。注釈が十分でない所では「按語」の形式を用いて補足説明を行っている。

(5) 呉保神……現代の人。南京中医学院教授。『素霊輯粋』『本経集義』などの著書がある。

(6)『難経訳釈』……戸川芳郎監訳による邦訳がある。邦訳名『難経解説』、1987年東洋学術出版社刊。

(7)『難経疏証』…二巻。丹波元胤は江戸後期の考証学派の医家で、『中国医籍考』の著者でもある。本書は諸家の注より見るべきものを経文ごとに引き、その後に著者の考証学的知見を付する。

第一篇　脈　学

　本篇には第一難から第二十二難までを含み、主に脈診の基本知識、脈学の基本理論及び脈象の正常と異常等の内容を紹介する。

　脈診の基本知識面では、寸口のみを取る脈診法を取り上げ、更に寸口の部位の寸関尺三部の陰陽の属性、尺寸の長さ及びその位置の区分、臓腑経絡との配合関係、及び脈診時における指の力加減等を説明する。

　脈学の基本理論面では、まず寸口のみを取ることで疾病の診断ができるのは、寸口が「脈の大会」であり、十二経脈の経気（臓腑の気）が集合する所であるという理由によることを述べる。次にまた寸関尺三部の内、尺部の脈が十二経脈（臓腑）の根本であり、「生気の源」に関係していることを強調する。更にまた陰陽理論によって脈診を意義づける論述を行っている。

　正常な脈象と異常な脈象については、正常な脈象とは胃気を根本とするもので、その脈象は四季の気候変化に従って変化する旺脈であることを述べるとともに、これに基づいてその異常な脈象を判別分析する。異常な脈象については、臓腑の疾病を判別する十変脈と休止する脈及び損脈と至脈、寒熱証を判別する遅脈と数脈、虚実証を判別する損小脈と実大脈、陰陽が相い乗ずる覆・溢脈と伏匿脈を挙げる。更に脈象と病証の従舎[1]、脈象と病証の対応、　色と脈と尺部の皮膚の対応及び予後の良し悪しを予測すること等を述べる。

　以上の内容は、その多くが現在中国医学の臨床に常用され、規範的意義を持つものであり、中国医学の脈学を研究する上においても参照する

—11—

に足る重要な価値を持つものである。

【訳注】

（1） 脈象と病証の従舎： 証候を識別する際に脈象と病証が一致しない場合、そのどちらかを治療方法を決定する準拠とすること。脈象に拠る場合は舎証従脈、病証に拠る場合は舎脈従証という。

第一難
脈診に寸口だけを取って疾病を
診断する原理を論ずる

【原文】

一難曰：十二経皆有動脈[1]、独取寸口[2]、以決五臓六腑死生吉
凶之法、何謂也。

然：寸口者、脈之大会[3]、手太陰之脈動①也。人一呼脈行三
寸、一吸脈行三寸②、呼吸定息[4]、脈③行六寸。人一日一夜、凡一
万三千五百息[5]、脈③行五十度、周[6]於身。漏水下百刻[7]、栄衛[8]
行陽二十五度、行陰亦二十五度、為一周[9]也、故五十度復会於手
太陰。寸口者④、五臓六腑之所終始、故法取於寸口也。

【書き下し】

一難に曰く：十二経に皆な動脈有り、独り寸口にのみ取りて、
五臓六腑死生吉凶を決するの法と以すとは、何の謂ぞ也。

然り：寸口なる者は、脈の大会、手の太陰の脈動也。人　一
呼に脈行くこと三寸、一吸に脈行くこと三寸、呼吸定息して、
脈行くこと六寸。人　一日一夜に、凡そ一万三千五百息、脈行
くこと五十度、身を周る。漏水下ること百刻に、栄衛　陽に行
くこと二十五度、陰に行くことも亦た二十五度、一周と為す也、
故に五十度にして復た手の太陰に会す。寸口なる者は、五臓六
腑の終始する所、故に法は寸口に取る也。

【校勘】

①脈動：　『脈経』巻一辨尺寸陰陽栄衛度数第四には「動脈」に作る。

—13—

第一難

②人一呼脈行三寸、一吸脈行三寸： 『霊枢』五十営篇には「人一呼脈再動、気行三寸、一吸脈亦再動、気行三寸」に作る。

③脈： 『霊枢』五十営篇には「気」字に作る。

④寸口者： 『脈経』巻一辨尺寸陰陽栄衛度数第四には「太陰者、寸口也、即」の七字に作る。

【注釈】

〔1〕 十二経に皆な動脈有り： 十二経とは、手足の三陰三陽十二経脈の略称である。動脈とは、経脈が順行する部位の上で脈拍が手で感受される所を指す。『難経本義』に「皆な動脈有り者は、如えば手の太陰脈は中府・雲門・天府・俠白に動き、手の陽明脈は合谷・陽谿に動き、手の少陰脈は極泉に動き、手の太陽脈は天窓に動き、手の厥陰脈は労宮に動き、手の少陽脈は禾髎に動き、足の太陰脈は箕門・衝門に動き、足の陽明脈は衝陽・大迎・人迎・気衝に動き、足の少陰脈は太谿・陰谷に動き、足の太陽脈は委中に動き、足の厥陰脈は太衝・五里・陰廉に動き、足の少陽脈は下関・聴会に動くの類也。」という

〔2〕 寸口： 脈を取る部位の名称で、「気口」「脈口」ともいう。手首の橈骨動脈の拍動部にある。ここでいう寸口は、寸・関・尺の三部をあわせて言ったもの。

〔3〕 大会： すべて集まる、出合うという意味。

〔4〕 定息： 一呼一吸を一息とし、一息が終わったことを定息と言う。

〔5〕 人一日一夜に、凡そ一万三千五百息： 人体の経脈はあわせて長さ十六丈二尺（詳しくは第二十三難を見よ）であり、一息に脈は六寸進み、一周めぐるのに二百七十息が必要で、一昼夜に五十周めぐるから、合計一万三千五百息が必要となる。

〔6〕 周： ここではめぐるの意味にとる。

〔7〕 漏水下ること百刻： 漏水とは、銅壺(1)からの水の滴りのことで、古代の時間を計る方法の一つである。銅壺に水を蓄え、水滴が受水

—14—

壺[1]に落ちる。壺中には水時計の針を抱いた銅人形があり、針には百の目盛りが刻まれていて時間を計る指標となっている。「漏水下ること百刻」とは、即ち一昼夜の時間のことである。

〔8〕　栄衛：　栄気・衛気を指し、第三十一・三十二難に詳しい。栄は「営」に通じ、また「営衛」に作る[2]。

〔9〕　一周：　栄衛が一昼夜中に五十回循環するのを総称して一周という。

【口語訳】

第一難の問い：　十二経にはすべて動脈があるが、ただ寸口の脈象だけをみて、五臓六腑の疾病の軽重と予後の良し悪しを診断するのは、どういうわけか。

答え：　寸口の部位は、十二経脈の気がすべて集まる所で、手の太陰肺経の拍動部である。健康な人が息を一回吐くと脈気は三寸進み、一回吸うと脈気はまた三寸進み、一回の呼吸が終わると、脈気は合わせて六寸進む。人は一昼夜の間に普通一万三千五百回呼吸し、脈気は合わせて五十回全身を循環する。漏水百刻の時間内に、栄衛は昼に二十五回、夜も二十五回循環するが、これがつまり一周であるから、五十回目に再びまた手の太陰肺経の寸口で出合う。寸口の部位は、五臓六腑の気血循環の起点・終点であるから、脈診の方法はただ寸口で取るだけでよいのである。

【解説】

「独り寸口にのみ取る」という脈診方法は、『難経』が『内経』の脈診を継承するという基礎の上に、一層発展させ運用を加えたものである。『内経』の脈診方法には、全身の三部九候による脈診法と人迎寸口による脈診法が含まれるが、前者が主となっている。全身の三部九候による脈診法が十二経すべてに関係しているのは、十二経脈が「内は腑臓に属し、

—15—

第一難

外は肢節に絡がる[3]」ためである。従ってこの脈診法によって、疾病を診断する原理は理解に難くない。しかし「独り寸口にのみ取る」ことからも五臓六腑の疾病を診断することができるのはなぜだろうか。『難経』では、寸口は「脈の大会」であり、「五臓六腑の終始する所」とされる。寸口は肺経に属する動脈である。心は血脈を主り、肺は気を主り、血は気に従って行くため、十二経脈の気血の運行は、すべて肺気に直接関係している。『素問』経脈別論には「脈気は経に流れ、経気は肺に帰し、肺は百脈を朝む。」とある。このため、五臓六腑に病があり、気血の運行に異常を来たせば、肺経を通して寸口に反映することになる。一方、寸口はまた胃気の作用とも関りがある。『素問』五臓別論には「胃なる者は、水穀の海、六腑の大源也……是こを以て五臓六腑の気味は、皆な胃より出で、変は気口に見る。」とある。肺が主っている気は、呼吸の気ばかりでなく、水穀の気にも関っているので、胃気もまた脈気の根本なのである。これらが即ち「独り寸口にのみ取る」ことで疾病を診断するという原理の拠り所である。

『難経』が「独り寸口にのみ取る」脈診法を取り上げて以来、それは現在に至っても依然として臨床でよく用いられている。それが診察に便利なだけでなく、また確かに診断の依拠の一つとすることができるということは、実践で証明されている。もちろん、四診は相互に参照すべきであって、寸口の脈だけに頼って死生吉凶を判断してはならず、更に必要時には、全身の三部九候の脈診法に関連づけて判断をすることも可能である。

【訳注】

（１）　銅壺、受水壺：　銅壺は古代の水時計、或いはそれに用いる銅製の壺のこと。銅製の壺には水を送る播水壺と水を受ける受水壺がある。ここで銅壺は播水壺を指す。

（２）　栄と営：　「栄衛」「営衛」「栄気」「営気」は原書に頻繁に現れ、

—16—

統一されていない。今回の訳においては原書の記載にそのまま従った。

（3）　内は腑臓に属し、外は肢節に絡がる：　『霊枢』海論の言。

第二難

脈診の部位と陰陽の属性を論ずる

【原文】

　二難曰：脈有尺寸、何謂也。

　然：尺寸者、脈之大要会[1]也。従関[2]至尺是尺内、陰之所治[3]也；従関至魚際[4]是寸内①、陽之所治[3]也。故分寸為尺、分尺為寸。故陰得尺内一寸、陽得寸内九分[5]、尺寸終始一寸九分、故曰尺寸也。

【書き下し】

　二難に曰く：脈に尺寸有りとは、何の謂ぞ也。

　然り：尺寸なる者は、脈の大要会也。関従り尺に至るは是れ尺の内、陰の治むる所也；関従り魚際に至るは是れ寸の内、陽の治むる所也。故に寸を分かちて尺と為し、尺を分かちて寸と為す。故に陰は尺内の一寸を得、陽は寸内の九分を得、尺寸は終始一寸九分、故に尺寸と曰う也。

【校勘】

　①寸内：　もとは「寸口内」に作った。『難経彙注箋正』に「寸口内、『難経集注』黄氏重刻佚存叢書本[1]に口の字無し、『千金翼』も亦た寸内に作る。」とあるものに拠って改める。

【注釈】

　〔1〕　大要会：　「大会」と同じ意味。〔第一難の【注釈】〔3〕を参照。〕

—18—

第二難

〔２〕　関：　脈診の部位の名称。掌後の高骨（橈骨茎状突起）の内側の下方に在り、寸部と尺部の間に位置し、寸・尺の境界であるため関という。

〔３〕　陰の治むる所；陽の治むる所：　治は治める・管理する。関部の後は陰であり、尺は関部の後にあって、腎を候うことを主るので、「陰の治むる所」という。関部の前は陽であり、寸は関部の前にあって、心肺を候うことを主るので、「陽の治むる所」という。

〔４〕　魚際：　手掌の母指側の筋肉が隆起した所を魚といい、魚の周辺を魚際という。

〔５〕　故に寸を分かちて尺と為し、尺を分かちて寸と為す。故に陰は尺内の一寸を得、陽は寸内の九分を得：　分は分離する、分解するの意味。腕関節から肘関節まで（屈側面）は合計一尺一寸である（「同身寸」で計る）。関を境界とし、肘窩の尺沢穴から関部の後までの一尺を尺部とし、魚際から関部の前までの一寸を寸部とする。つまり、全長一尺一寸から関部の前の一寸を除いた余りを尺部とし、関部の後の一尺を除いた余りを寸部とする。そのため、「寸を分かちて尺と為し、尺を分かちて寸と為す」というのである。ただ脈診時にはこのような長さは必要ではなく、実際は尺部では一尺中の一寸を取るだけ、寸部では一寸中の九分を取るだけである。そのため、「故に陰は尺内の一寸を得、陽は寸内の九分を得」というのである。

【口語訳】

第二難の問い：　脈診の部位には尺と寸の名称があるが、これはどういう意味か。

答え：　尺と寸の部位は、十二経脈が集まる所である。関部から尺沢までは尺部の範囲内であり、陽気の管理する所に属している。関部から魚際までは寸部の範囲内であり、陰気の管理する所に属している。よって関部より上の一寸を分離した下方が尺部で、関部より下の一尺を分離

—19—

第二難

した上方が寸部となる。陰はただ尺内の一寸だけを取り、陽はただ寸内の九分だけを取り、尺と寸を合わせた長さは一寸九分となるので、尺寸というのである。

【訳注】

（1）『難経集注』黄氏重刻佚存叢書本：　『難経集注』は中国では早く亡んだが、日本では林述斎（1768〜1841）が十数種の著作を集めて寛政文化間（1799〜1810）に逐次刊行した『佚存叢書』に収められた。これが中国に渡り、滬上の黄氏が光緒8年（1882）に刊行したものが『黄氏重刻佚存叢書』である。

第三難

尺寸における太過・不及の異常脈象を論ずる

【原文】

三難曰：脈有太過[1]、有不及[1]、有陰陽相乗[2]、有覆[3]有溢[3]、有関[4]有格[4]、何謂也。

然：関之前者、陽之動也、脈当見九分而浮。過者、法曰太過；減者、法曰不及。遂[5]上魚為溢、為外関内格、此陰乗之脈也。関之①後者、陰之動也、脈当見一寸而沈。過者、法曰太過；減者、法曰不及。遂入尺為覆、為内関外格、此陽乗之脈也。故曰覆溢、是其真臓之脈[6]、人不病而死也。

【書き下し】

三難に曰く：脈に太過有り、不及有り、陰陽相乗有り、覆有り溢有り、関有り格有りとは、何の謂ぞ也。

然り：関の前なる者は、陽の動也、脈は当に九分にして浮を見すべし。過ぐる者は、法に太過と曰う；減ずる者は、法に不及と曰う。遂みて魚に上るを溢と為し、外に関ざされ内に格まると為す、此れ陰乗の脈也。関の後なる者は、陰の動也、脈は当に一寸にして沈を見すべし。過ぐる者は、法に太過と曰う；減ずる者は、法に不及と曰う。遂みて尺に入るを覆と為し、内に関ざされ外に格まると為す、此れ陽乗の脈也。故に曰く、覆・溢は、是れ其の真臓の脈なり、人病まざれども而も死する也と。

—21—

第三難

【校勘】

　①之：　もとは「以」に作った。『増輯難経本義』には「之」の字に作る。これに拠って改める。

【注釈】

　〔１〕　太過、不及：　脈拍が正常な位置を超えることが太過、その反対が不及である。

　〔２〕　陰陽相乗：　脈象と部位の異常を指す。陽は寸部を指し、陰は尺部を指す。乗は、付け込み襲う・侵犯するの意味。

　〔３〕　覆、溢：　二つの異常な脈象を形容したもの。覆は、覆う、上から下に向かって覆うの意味。脈拍が深く尺部に入っているのを覆脈という。溢は、満ち溢れる、下から上に向かって満ち溢れるの意味。脈拍が上へ向かい魚部まで達するのを溢脈という。

　〔４〕　関、格：　関は閉じる、格は阻む。どちらも陰陽の気が隔てられて通じない危険な脈象を指す。

　〔５〕　遂：　『難経本義』は「遂は、徑なり、徑行して直前するなり。」という。盛んすぎる脈が阻むものなく直進する状態を形容したもの。

　〔６〕　真臓の脈：　脈に胃気がなく、脈象に落ち着きと穏やかさが全くない状態。病人が死に瀕する前にしばしば見られ、陰陽の気が隔絶することによって生じる脈象である。

【口語訳】

　第三難の問い：　脈象には太過があり、不及があり、陰陽の脈が互いに相手に乗じて襲うもの、下に向って覆うもの・上に向って溢れるものがあり、閉ざされ阻まれるものがあるが、これらの具体的な状況はどのようなものであるのか。

　答え：　関部の前の寸部は、陽脈が拍動する所で、脈形は九分の長さで浮の脈象が現れるはずである。九分を超えるものを太過と呼び、九分

に満たないものを不及と呼ぶ。真っ直ぐ上に向かって突き進み魚部まで
至るものを溢脈といい、これは陽気が外に閉ざされて陰気が内に阻まれ
るためで、陰が盛んで陽に乗じた脈象である。関部の後の尺部は陰脈が
拍動する所で、脈形は一寸の長さで沈の脈象が現れるはずである。一寸
を超えるものを太過と呼び、一寸に満たないものを不及と呼ぶ。真っ直
ぐ下に向かって進んで一寸を超え、甚だしくは尺部にまで深く入るもの
を覆脈といい、これは陽気が内に閉ざされて陰気が外に阻まれるためで、
陽が盛んで陰に乗じた脈象である。そのため覆脈と溢脈はともに真臓脈
であり、病人は外にはっきりした症状がなくても、往々にして死に至る
というのである。

【解説】

　本難では主に覆脈と溢脈の現象・原理及びその診断における意義を説
明している。人体の陰陽がアンバランスだと疾病が発生し、脈象では太
過或いは不及が現れる。覆脈・溢脈は陰陽の失調が極めて深刻な段階に
進んだために、陰陽が互いに相手に乗じて襲い、隔離された状態を引き
起こしたことの現れであるので、その予後は思わしくない。

　我が国の医学は診断の面では、脈証互参[1]を重視している。例えば臨床
から見れば、かなりはっきりした症状があるのに、脈象はほとんど正常
であるような場合は、「形病みて脈病まず[2]」であり、気血陰陽の失調が
比較的軽く、正気がなお存している証拠で、一般に予後は比較的良好で
ある。逆に臨床ではそれほどはっきりした症状がないのに、脈象が極め
て不正常であるような場合は、「脈病みて形病まず[2]」であり、気血陰陽
の失調がすでにかなり深刻で、正気が衰微している証拠であり、一般に
予後は思わしくない。本難で覆脈・溢脈が、「人病まざれども而も死す」
と論じられているのはその例証に他ならない。

第三難

【訳注】

（１）　脈証互参：　脈象と証候を相互に参照し、総合して病状を推断
すること。

（２）　形病みて脈病まず；脈病みて形病まず：　第二十一難参照。

第四難

脈の陰陽を論ずる

【原文】

四難曰：脈有陰陽之法、何謂也。

然：呼出心与肺、吸入腎与肝、呼吸之間、脾也①其脈在中[1]。浮[2]者陽也、沈[3]者陰也、故曰陰陽也。

心肺倶浮、何以別之。

然：浮而大散[4]者心也；浮而短濇[5]者肺也。

腎肝倶沈、何以別之。

然：牢而長[6]者肝也、按之濡[7]、挙指来実[7]者腎也。脾者中州[8]、故其脈在中。是陰陽之法也。

脈有一陰一陽、一陰二陽、一陰三陽；有一陽一陰、一陽二陰、一陽三陰。如此之言、寸口有六脈倶動邪[9]。

然：此言者、非有六脈倶動也、謂浮・沈・長・短・滑[10]・濇也。浮者陽也、滑者陽也、長者陽也；沈者陰也、短者陰也、濇者陰也。所謂一陰一陽者、謂脈来沈而滑也、一陰二陽者、謂脈来沈滑而長也、一陰三陽者、謂脈来浮滑而長、時一沈也；所謂一陽一陰者、謂脈来浮而濇也、一陽二陰者、謂脈来長而沈濇也、一陽三陰者、謂脈来沈濇而短、時一浮也。各以其経所在、名病逆順也[11]。

【書き下し】

四難に曰く：脈に陰陽の法有りとは、何の謂ぞ也。

然り：呼は心と肺とに出で、吸は腎と肝とに入り、呼吸の間、

—25—

第四難

脾也其の脈　中に在り。浮なる者は陽也、沈なる者は陰也、故に陰陽と曰う也。

心肺は倶に浮、何を以て之れを別たん。

然り：浮にして大・散なる者は心也；浮にして短・濇なる者は肺也。

腎肝は倶に沈、何を以て之れを別たん。

然り：牢にして長なる者は肝也、之れを按じて濡、指を挙ぐれば来ること実なる者は腎也。脾なる者は中州、故に其の脈　中に在り。是れ陰陽の法也。

脈に一陰一陽、一陰二陽、一陰三陽有り；一陽一陰、一陽二陰、一陽三陰有り。此くの如く之れ言うは、寸口に六脈倶に動ずること有り邪。

然り：此く言う者は、六脈倶に動ずること有るに非ざる也、浮・沈・長・短・滑・濇を謂う也。浮なる者は陽也、滑なる者は陽也、長なる者は陽也；沈なる者は陰也、短なる者は陰也、濇なる者は陰也。所謂一陰一陽なる者は、脈来ること沈にして滑なるを謂う也、一陰二陽なる者は、脈来ること沈・滑にして長なるを謂う也、一陰三陽なる者は、脈来ること浮・滑にして長、時に一沈なるを謂う也；所謂一陽一陰なる者は、脈来ること浮にして濇なるを謂う也、一陽二陰なる者は、脈来ること長にして沈・濇なるを謂う也、一陽三陰なる者は、脈来ること沈・濇にして短、時に一浮なるを謂う也。各々其の経の在る所を以て、病に逆順を名づくる也。

【校勘】

①脾也：　もとは「脾受穀味也」に作った。『難経経釈』に「按ずるに『受穀味』の三字は、亦た贅詞に属す。」とあるものに拠って削る。

—26—

第四難

【注釈】

〔1〕 呼は心と肺とに出で、吸は腎と肝とに入り、呼吸の間、脾也其の脈 中に在り： 『難経彙注箋正』に「呼気は内よりして出で、下より上に達すれば、則ち上焦の陽分に出づ、故に呼は心と肺とに出づと曰う。吸気は外よりして入り、上より下に達すれば、則ち下焦の陰分に内る、故に吸は腎と肝とに入ると曰う。脾は中州に居れば、則ち陰陽上下の交に介す、故に呼吸の間と曰う、亦た猶お出入の間と言うがごとし、此れ只だ五臓の気、互いに相い貫注し、稍も間断すること無きを以て言い、以て其の須臾も続かざる可からざるの理を明らかにせんと欲す。」という。脾脈が中に在るということは、脈に胃気があるという意味も含んでいる。つまり指を浮かせて脈を取っても指を沈めて脈を取っても、各脈象には皆落ち着いて穏やかな感じがあるということ。

〔2〕 浮： 脈象の名称。脈の位置が比較的浅く浮いていて、軽く押さえるとすぐに指下に拍動がはっきりと感じとれるが、強く押さえるとかえって指下に拍動が弱まるように感じられる脈象。ここでは正常な脈象を指している。

〔3〕 沈： 脈象の名称。脈の位置が比較的深く沈んでいて、軽く押さえるだけでは不明瞭だが、強く押さえると指下に拍動がはっきりと感じとれる脈象。ここでは正常な脈象を指している。

〔4〕 大・散： 二つの脈象の名称。脈形[1]が比較的正常で大きいものが大脈、浮いて散漫なものが散脈である。ここでは正常な脈象を指し、比較的大きくてのびやかな感じがある脈象を形容している。

〔5〕 短・濇： 二つの脈象の名称。脈体[1]本来の位置に及ばないものが短脈であり、拍動が渋っていて滑らかでなく、阻まれ滞るような感じがあるものが濇脈である。ここでは正常な脈象を指し、比較的短くてわずかに阻まれ滞る感じがある脈象を形容している。

〔6〕 牢にして長： 牢・長は二つの脈象の名称。沈んでいて力強いものが牢脈であり、脈体が本来の位置を超えるものが長脈である。ここ

—27—

第四難

では正常な脈象を指し、比較的長くて力強い脈象を形容している。

〔7〕 濡（音義は軟と同じ）、実： 二つの脈象の名称。浮(2)は細で力がなく、軽く押さえるとわずかに感じられるが、強く押さえると脈がないように感じられるのが濡脈であり、浮・中・沈(2)のすべてに拍動が力強いものが実脈である。ここでは正常な脈象を指し、強く押さえると比較的柔らかく、指を挙げて軽く押さえる時には比較的力強い脈象を形容している。

〔8〕 中州： 中焦を指す。

〔9〕 邪： ここでは耶の字と同じ。

〔10〕 滑： 脈象の名称。拍動する時の往来は滑らかであるが、回数は多くなく、指下に滑らかにすべるような感じがするものが滑脈である。

〔11〕 各々其の経の在る所を以て、病に逆順を名づくる也： 経とは、十二経。十二経はそれぞれ各臓腑に属するので、ここでは実際には各臓腑を代表している。脈象が異常で、疾病がかなり重く、予後が思わしくないものを逆という。脈象が正常で、疾病が比較的軽く、予後が良好であるものを順という。両手の寸・関・尺の六部はそれぞれ各臓腑に属し（第十八難を参照）、これらにはいずれも特有の脈象があるため、脈象の正常と異常、疾病の軽重、予後の良し悪しは皆各臓腑に対応する部位の脈象に基づいて分析し判断することができる。

【口語訳】

第四難の問い： 脈診には陰陽を識別する方法があるが、それはどのように区別するのか。

答え： 呼気は心と肺から出て、吸気は腎と肝に入り、呼気と吸気の過程の中間においては、脾の脈気が呼と吸及び浮と沈の中間に含まれている。浮脈は陽であり、沈脈は陰であるので、脈象には陰陽の区別があるというのである。

問い： 心と肺はともに浮脈であるが、どのように区別したらよいか。

第四難

　答え：　浮でも脈形がやや大でしかも放散する感じがあるのが心脈であり、浮でも脈体がやや短く滞る感じがあるのが、肺脈である。

　問い：　腎と肝はともに沈脈であるが、どのように区別したらよいか。

　答え：　牢で脈形がやや長なのが肝脈であり、強く押さえるとやや濡で、指を挙げて軽く押さえても比較的力強いのが腎脈である。脾は中焦にあるので、その落ち着いていて穏やかな脈は浮と沈の中間に含まれている。これらが脈象の陰陽を区別する方法である。

　問い：　脈象には一陰一陽、一陰二陽、一陰三陽があり、また一陽一陰、一陽二陰、一陽三陰がある。そうすると、寸口には六つの脈象が同時に拍動するはずではないのか。

　答え：　このようにいうのは、決して六つの脈象が同時に拍動していると言うのではなく、浮・沈・長・短・滑・濇の六つの脈象があることをいうのである。浮・滑・長は陽脈であり、沈・短・濇は陰脈である。所謂一陰一陽とは、脈の打ち方が沈であり滑を兼ねるものをいい、一陰二陽とは脈の打ち方が沈に滑を兼ね長であるものをいい、一陰三陽とは、脈の打ち方が浮・滑であって長であり、一時的に沈も現れるものをいう。所謂一陽一陰とは、脈の打ち方が浮であり濇を兼ねるものをいい、一陽二陰とは、脈の打ち方が長であり沈・濇が現れるものをいい、一陽三陰とは、脈の打ち方が沈・濇であって短であり、一時的に浮も現れるものをいう。各経（臓腑）に対応する部位の脈象の変化に基づいて、疾病の逆と順とを判断すべきである。

【解説】

　脈を陰陽に分ける方法は、『素問』陰陽別論の中にすでに「脈に陰陽有り」、「遅を陰と為し、数を陽と為す」等が述べられている。本難は浮・滑・長を陽とし、沈・濇・短を陰とし、後世の医家はこの基礎の上に、更に異なる分け方をいくつか提唱したが、その目的は多くの脈象の中から、比較的代表性のあるいくつかの脈象を選び、それによってその他の

—29—

第四難

脈象を概括することにあり、こうすることで「簡を執り繁を御す」ことが可能となり、脈象が把握しやすくなった。現在では一般に浮・沈・遅・数・虚・実の六脈を基本にして、その他の各脈象を概括している。各種の脈象は往々にしてその多くが互いに入り混じって現れる。本難でいう「一陰一陽、一陰二陽」等は、二つの脈象或いは三つの脈象が同時に現れることがあることを説いたものに他ならない。臨床においては具体的な脈象に基づいて判別することが必要である。

　注意しなければならないのは、「心肺は倶に浮」から「是れ陰陽の法也」までの数行中に挙げられた各脈は、心・肺・肝・腎等の臓の正常な脈象を述べたものであり、「牢」「濡」「短」「濇」等の脈象を用いているとはいえ、単にその脈象に似ていることを形容しているだけであって、決して病象ではないということである。『素問』の中にはこのように正常な脈象を叙述することが多いので、参考にされたい。「脈に一陰一陽有り」以下は、病脈について述べ、異なる部位の脈象の変化に基づいて、病がどの臓腑にあるかや、疾病の軽重、予後の良し悪しなどが分析判断できることを述べている。

【訳注】

（1）　脈形、脈体：　基本的には、脈形は脈の外形・形態をいい、脈体は脈の存在自体をいう。従って脈体は脈形の意味を兼ねることがある。

（2）　浮・中・沈：　脈診の指法。浮は指を浮かせて軽く押さえ、中は軽くもなく強くもなく押さえ、沈は指を沈めて強く押さえて脈を診る。第十八難にはこれに対する記述がある。

第五難

脈診における指法の軽重を論ずる

【原文】

　五難曰：脈有軽重、何謂也。

　然：初持脈[1]、如三菽[2]之重、与皮毛相得者、肺部也。如六菽之重、与血脈相得者、心部也。如九菽之重、与肌肉相得者、脾部也。如十二菽之重、与筋平者、肝部也。按之至骨、挙指来疾[3]者、腎部也。故曰軽重也。

【書き下し】

　五難に曰く：脈に軽重有りとは、何の謂ぞ也。

　然り：初めて脈を持するに、三菽の如きの重さにして、皮毛と相い得る者は、肺の部也。六菽の如きの重さにして、血脈と相い得る者は、心の部也。九菽の如きの重さにして、肌肉と相い得る者は、脾の部也。十二菽の如きの重さにして、筋と平らかなる者は、肝の部也。之れを按じて骨に至り、指を挙ぐれば来ること疾き者は、腎の部也。故に軽重と曰う也。

【注釈】

　〔1〕　脈を持す：　按脈、切脈のこと。

　〔2〕　菽(shū　叔)：　豆の総称。ここでは大豆を指す。三菽、六菽等は三粒、六粒といった大豆の重さによって脈を診る際の指力の軽重を大まかに説明したもの。

　〔3〕　指を挙ぐれば来ること疾し：　「指を挙ぐ」とは軽く押さえるこ

—31—

第五難

と。「来ること疾し」とは脈が来る時に力があって急迫していること。この句は第四難の「指を挙ぐれば来ること実」の意味と類似している。

【口語訳】

第五難の問い：　脈診の指法には軽重があるが、どうやって把握したらよいか。

答え：　最初に脈を取る時、指の力は大豆三粒ぐらいの重さで、軽く皮毛を押さえて得られたものは、肺部の脈である。大豆六粒ぐらいの重さで、血脈まで押さえて得られたものは、心部の脈である。大豆九粒ぐらいの重さで、肌肉まで押さえて得られたものは、脾部の脈である。大豆十二粒ぐらいの重さで、筋と等しくなるまで押さえて得られたものは、肝部の脈である。骨に達するまで押さえ、指を挙げた時に力強く急迫しているものは、腎部の脈である。このため脈を診る際の指法には軽重があるというのである。

【解説】

本難では主として脈診の基本的指法を詳述する。最初に脈を診る時は、まず軽く手指を浮かして取り、それから徐々に指の力を加えて、異なる深さの脈象の変化を感知する。肺は皮毛を主り、心は血脈を主り、脾は肌肉を主り、肝は筋を主り、腎は骨を主っており、これらが体の浅部から深部へという順序になっているため、異なる深さから五臓の状況を知ることができるのである。十八難では、更に浮・中・沈の脈診指法[1]を述べており、比較的臨床に適しているため、現在では一般に浮・中・沈の指法が使われている。

【訳注】

（１）　浮・中・沈の脈診指法：　第四難の訳注参照。

—32—

第六難

脈の陰陽虚実を論ずる

【原文】

　六難曰：脈有陰盛陽虚、陽盛陰虚、何謂也。

　然：浮之損小[1]、沈之実大、故曰陰盛陽虚。沈之損小、浮之実大、故曰陽盛陰虚。是陰陽虚実之意也。

【書き下し】

　六難に曰く：脈に陰盛陽虚、陽盛陰虚有りとは、何の謂ぞ也。

　然り：之れを浮するに損小、之れを沈するに実大、故に陰盛陽虚と曰う。之れを沈するに損小、之れを浮するに実大、故に陽盛陰虚と曰う。是れ陰陽虚実の意也。

【注釈】

　〔1〕　損小：　損は減少、不足の意味。ここでは脈象が比較的弱いことを指している。小は脈象の名称。脈体が正常より小さいものを小脈という。一説には小脈とは細脈のこと。

【口語訳】

　第六難の問い：　脈象には陰盛陽虚、陽盛陰虚があるが、これらはどのような状況であるのか。

　答え：　指を浮かせて軽く押さえて脈を診た時に脈象がやや弱くて細く小さく、強く押さえた時に脈象がしっかりしていて大きいので、陰盛

—33—

第六難

陽虚という。強く押さえると脈象はやや弱くて細く小さく[1]、軽く押さえると脈象がしっかりしていて大きいので、陽盛陰虚という。これが脈位、脈象から陰陽虚実を判別するという意味である。

【訳注】

（1）　やや弱くて細く小さく：　中国語訳は「軟弱細小」に作る。これをそのまま訳せば「軟弱で細く小さく」となる。「損小」と対である「実大」を中国語訳は「堅実洪大」とする。「損」と対応する「実」を「堅実」と訳していることから、「実」と対になる「損」を「軟弱」と訳すことは十分に妥当性がある。しかし、【注釈】〔1〕で「損」は減少、不足の意味で脈象が「較弱（比較的弱い）」といっており、原文「浮之損小」の「損小」を「較弱細小」と中国語に訳していることから、ここの「軟弱」も「較弱」を誤ったものと考えることもできる。つまり、二通りの妥当な訳が可能である。日本語訳は「沈之損小」が「浮之損小」との対の関係にあることを考慮して「較弱」によった。

第七難

四季の旺脈を論ずる

【原文】

　七難曰：経[1]言少陽之至、乍[2]大乍小、乍短乍長；陽明之至、浮大而短；太陽之至、洪[3]大而長；少陰①之至、緊[4]大而長；太陰①之至、緊細[5]而長②；厥陰之至、沈短而緊③。此六者、是平[6]脈邪、将病脈邪。

　然：皆王脈[7]也。

　其気以何月、各王幾日。

　然：冬至之後、初④得甲子少陽王、復得甲子[8]陽明王、復得甲子太陽王、復得甲子少陰王、復得甲子太陰王、復得甲子厥陰王。王各六十日、六六三百六十日、以成一歳。此三陽三陰之王時日大要也。

【書き下し】

　七難に曰く：経に言う、少陽の至るは、乍は大・乍は小、乍は短・乍は長；陽明の至るは、浮・大にして短；太陽の至るは、洪・大にして長；少陰の至るは、緊・大にして長；太陰の至るは、緊・細にして長；厥陰の至るは、沈・短にして緊、と。此の六者は、是れ平脈なり邪、将た病脈なり邪。

　然り：皆な王脈也。

　其の気何れの月を以てし、各々王すること幾日ぞ。

　然り：冬至の後、初めて甲子を得て少陽王し、復た甲子を得て陽明王し、復た甲子を得て太陽王し、復た甲子を得て少陰王

－35－

第七難

し、復た甲子を得て太陰王し、復た甲子を得て厥陰王す。王することなり各々六十日、六六三百六十日、以て一歳を成す。此れ三陽三陰の王する時日の大要也。

【校勘】

①少陰、太陰： もとは「太陰」、「少陰」に作る。『脈経』巻五扁鵲陰陽脈法第二に拠って改める。下文〔復得甲子少陰王、復得甲子太陰王〕も同じく処理した。

②長： もとは「微」に作る。『脈経』巻五扁鵲陰陽脈法第二に拠って改める。

③緊： もとは「敦」に作る。『脈経』巻五扁鵲陰陽脈法第二に拠って改める。

④初： もとは無かった。明本『難経』に拠って補う。

【注釈】

〔1〕 経： 古代の医経、即ち医学理論に関する書籍を指す。『難経』中で「経に言う」とあるものは、『内経』に見えるものもあるが、出典がわからないものもある。そのため『難経本義』では「豈に越人の時、別に所謂上古文字有らん耶。将た『内経』に之れ有り、而して後世脱簡せし耶。是れ知る可からざる也。」という。『漢書・芸文志』には医経七種が記載されているが、後世に伝えられたものは『黄帝内経』だけである。このため、『難経』で「経に言う」と称するもので、『内経』に見えないものは、おそらく別に出典があったと思われる。本難でいう三陽脈は、『素問』平人気象論に述べるものと大体同じであるが、その篇ではまだ三陰脈には言及していない。

〔2〕 乍(zhà 詐)： 「或（あるいは）」「忽（たちまち）」の意味。

〔3〕 洪： 脈象の名称。脈形が広く大きくて力強く、来る時の勢い

—36—

が盛んで、去る時の勢いがやや弱いのものを洪脈という。

〔4〕 緊： 脈象の名称。脈拍の力が強く、古人はこれを「縄を牽き索を転ずる」[1]ようであると形容した。

〔5〕 細： 脈称の名称。脈形が狭くて小さいが、それでもはっきりと感じられるものを細脈という。

〔6〕 平： 正常。

〔7〕 王脈： 王は「旺」の字に通じ、旺盛の意味。異なる季節の中で、気候の正常な変化に応じて現れる脈象を旺脈という。

〔8〕 甲子： 古人が年・月・日・時間を記すのに用いた記号。ここでは日を記すのに用いている。甲は十干のあたま、子は十二支のあたまで、十干を十二支に組合せると、甲子の日から始まり癸亥の日に至って終るまで、合計六十である。

【口語訳】

第七難の問い： 医経に「少陽の時候の脈拍の形状は、大になったり小になったり、短になったり長になったりする。陽明の時候の脈拍の形状は、浮・大であって短である。太陽の時候の脈拍の形状は、洪・大であって長である。少陰の時候の脈拍の形状は、緊・大であって長である。太陰の時候の脈拍の形状は、緊・細であって長である。厥陰の時候の脈拍の形状は、沈・短であって緊である。」という。この六つの脈は正常な人の脈象なのか、それとも病人の脈象なのか。

答え： これらはいずれも時候に適った旺脈である。

問い： それが時候と適応するのはいつ頃で、また各々が盛んなのは何日間か。

答え： 冬至の後、初めの甲子の日が来てから以後は少陽が盛んである。次の甲子の日が来てから以後は陽明が盛んである。三番目の甲子の日が来てから以後は太陽が盛んである。四番目の甲子の日が来てから以後は少陰が盛んである。五番目の甲子の日が来てから以後は太陰が盛ん

—37—

第七難

である。六番目の甲子の日が来てから以後は厥陰が盛んである。一経の
盛んな期間はそれぞれ六十日間、六六三百六十日で一年となる。これが
三陰三陽が盛んになる時期の大体の状況である。

【解説】

　人と自然環境とは密接に関りあっていて、異なる季節の気候の影響の
下で、異なった脈象を呈するが、これは陰陽消長の変化に従って変化す
るものである。一年の四季では、春夏は陽に属し、秋冬は陰に属す。一
日の中では昼は陽に属し、夜は陰に属す。冬至の日から陽が初めて生じ、
その後は陽が次第に進んで、陰が次第に退き、昼が日増しに長くなり、
夜が日増しに短くなる。少陽の気は冬至の後の最初の甲子の日から始ま
る六十日間に盛んで、ほぼ一・二月に当たる。この時期は陽気が生じた
ばかりで、陰気がまだ残っているため、脈象として現れるものは大（陽）
になったり小（陰）になったりし、短（陰）になったり長（陽）になっ
たりする。その後は順次推移していく。陽明の気は三・四月に盛んで、
この時期は陰気が次第に消え、陽気が盛んになりつつあるがまだ全盛で
はないので、脈象として現れるのは浮・大（陽）であって短（陰）であ
る。太陽の気は五・六月に盛んで、この時期は陽気が最も盛んで脈象と
して現れるのは洪・大（陽）であって長（陽）である。しかし夏至の日
より、陰が初めて生じ、陰が次第に進んで、陽が次第に退き、昼は日増
しに短くなり、夜が日増しに長くなる。少陰の気は七・八月に盛んで、
この時期は陰気が生じたばかりで、陽気はまだ消えていないため、脈象
として現れるのは緊（陰）・大（陽）であって長（陽）である。太陰の
気は九・十月に盛んで、陽気が次第に消え、陰気が次第に盛んになりつ
つあるがまだ盛りではないので脈象として現れるのは緊・細（陰）であ
って長（陽）である。厥陰の気は十一・十二月に盛んで、この時期は陰
気が最も盛んで、脈象として現れるのは沈・短（陰）であって緊（陰）
である。このため脈を診る時は、四時の脈象の正常な変化を理解してい

—38—

第七難

ることが必要とされるのである。

【訳注】

（１）　縄を牽き索を転ず：　『金匱要略』腹満寒疝宿食病脈証治第十に「脈緊如転索無常者」とある。

第八難

第八難
寸口の脈が正常であるのに
死ぬ原理を論ずる

【原文】

　八難曰：寸口[1]脈平而死者、何謂也。

　然：諸十二経脈者、皆係於生気之原[2]。所謂生気之原者、謂十二経之根本也、謂腎間動気[3]也。此五臓六腑之本、十二経脈之根、呼吸之門[4]、三焦之原。一名守邪之神[5]。故気者、人之根本也、根絶則茎葉枯矣。寸口脈平而死者、生気独絶於内也。

【書き下し】

　八難に曰く：寸口の脈　平にして死す者は、何の謂ぞ也。

　然り：諸十二経脈なる者は皆な生気の原に係る。所謂生気の原なる者は、十二経の根本を謂う也、腎間の動気を謂う也。此れ五臓六腑の本、十二経脈の根、呼吸の門、三焦の原。一に守邪の神と名づく。故に気なる者は、人の根本也、根絶ゆれば則ち茎葉枯るる矣。寸口の脈　平にして死す者は、生気独り内に絶ゆれば也。

【注釈】

〔1〕　寸口：　ここでは寸部を指す。

〔2〕　皆な生気の原に係る：　係は、連なり属す・関連する。生気とは、原気のことで、また元気ともいう。原は、本源・根源の意味。

〔3〕　腎間の動気：　両腎の間に蔵されている元陽[1]の気を指す。静を陰、動を陽とすることから、動気は陽気の意味を有する。

—40—

〔4〕 呼吸の門： 門は、門戸で、開閉出入を司り、「要（かなめ）」の意味を含む。呼吸の門とは、呼吸機能の要であること。「肺は気の主為り、腎は気の根為り」に関連させて理解すべきである。

〔5〕 守邪の神： 守は、防御。神は、働きの意味。守邪の神とは、即ち外邪の侵犯を防御する働きのこと。

【口語訳】

第八難の問い： 寸部の脈がまだ比較的正常なのに患者が死んでしまうのは、どういうわけか。

答え： 十二経脈は、すべて生気の根源に連なり属している。生気の根源というのは、十二経脈の根本であり、更にまた両腎の間の動気をも指す。これは五臓六腑の根源、十二経脈の根源、呼吸機能の要、三焦の源泉である。またこれを病邪の侵犯を防御する一種の働きということもできる。そのため人体の生気は人の生命の根本であり、もし根本が絶えてしまえば、茎や葉も枯れてしまうというのである。寸部の脈が比較的正常なのに患者が死んでしまうのは、生気が先に内に絶えてしまうからなのである。

【解説】

本難では「寸口の脈 平にして死す」という原理から、生気の人体における重要性、及びその尺脈との関係を明らかにすることに重点を置く。所謂「生気」とは実際は腎の中に蔵されている元気、即ち元陰・元陽[1]の気を指すが、ここでは元陽の気のみを重視している。腎は先天の本であり、腎中の元気は全身の生命活動に関係しているため、これを「五臓六腑の本、十二経の根、呼吸の門、三焦の原」、また「守邪の神」といい、その人体における重要性を強調している。元気が不足すると、邪に対する抵抗力が弱まり、元気が衰え尽きると死につながる。

尺部・寸部の脈からいえば、尺部は腎に属し、寸部は心肺に属すが、

第八難

所謂「寸口の脈　平」とは、寸部の脈がまだ比較的正常である（全く病象がないわけではない）のに、尺部の脈には既に顕著な変化が生じていることをいったものである。これは第十四難でいう「上部に脈有り、下部に脈無し」の意味に似ている。生気の本源が衰え絶えてしまうと、脈象上では尺部の脈の顕著な変化として現れ、甚だしくは脈拍さえ感じ取れなくなってしまう。この時、人の生命は深刻な危機にさらされ、ひいては死に至ることになる。後世の「脈は根有るを貴ぶ⁽²⁾」の説は、一つには尺部に脈があることを指し、一つには強く押さえて脈があることを指す（沈部も腎に属すことは、第四難を見よ）。この理論もここから生まれたものである。また『難経本義』に「此の篇と第一難との説は、義相い悖るが若し、然れども各々指す所ある也。一難に寸口を以て死生を決する者は、寸口は脈の大会為りて、而して穀気の変見るるを謂う也。此の篇は原気を以て言う也。人の原気盛んなれば則ち生き、原気絶ゆれば則ち寸口の脈　平と雖も猶お死するがごとき也。原気は其の体を言い、穀気は其の用を言う也。」とある。参考として挙げておく。

「生気」、「三焦」の問題に関しては、更に第二十五、三十一、三十六、三十八、三十九難などを参照されたい。

【訳注】

（１）　元陰・元陽：　元陽は腎がその生理機能を営むための動力であり、人体の生命活動の源泉でもある。元陰は腎が蔵する陰液を指し、元陽の物質的基礎となる。元陰と元陽は相互に依存しながら機能する。元陰は腎陰・真陰・腎水・真水などともいい、元陽は腎陽・真陽・真火・命門の火・先天の火などともいう。

（２）　脈は根有るを貴ぶ：　『脈訣』に「寸関無しと雖も、尺猶お絶えず、此くの如くこれ流るれば、何ぞ須く殞滅するを憂えん。」とある。

―42―

第九難

遅・数脈から臓腑の疾病を判別することを論ずる

【原文】

九難曰：何以別知臓腑之病耶。

然：数者[1]腑也、遅[2]者臓也。数則為熱、遅則為寒。諸陽為熱、諸陰為寒。故以別知臓腑之病也。

【書き下し】

九難に曰く：何を以て臓腑の病を別ち知る耶。

然り：数なる者は腑也、遅なる者は臓也。数は則ち熱と為し、遅は則ち寒と為す。諸陽を熱と為し、諸陰を寒と為す。故に以て臓腑の病を別ち知る也。

【注釈】

〔1〕 数（shuò 朔）： 脈象の名称。脈拍が速く、一呼吸に五回を超えるものが数脈である。

〔2〕 遅： 脈象の名称。脈拍が遅く、一呼吸に四回に満たないものが遅脈である。

【口語訳】

第九難の問い： どのようにして脈象から臓腑の疾病を判別するのか。

答え： 数脈は腑の病を主り、遅脈は臓の病を主る。数脈は熱証、遅脈は寒証である。ふつう陽脈が現れるのは熱証で、陰脈が現れるのは寒証である。そのため脈象の遅数によって臓腑の疾病を判別することができるのである。

—43—

第十難

一臓の脈象における十種の変態を論ずる

【原文】

十難曰：一脈為十変[1]者、何謂也。

然：五邪[2]剛柔相逢[3]之意也。仮令心脈急[4]甚者、肝邪干[5]心也；心脈微急者、胆邪干小腸也；心脈大甚者、心邪自干心也；心脈微大者、小腸邪自干小腸也；心脈緩[6]甚者、脾邪干心也；心脈微緩者、胃邪干小腸也；心脈濇甚者、肺邪干心也；心脈微濇者、大腸邪干小腸也；心脈沈甚者、腎邪干心也；心脈微沈者、膀胱邪干小腸也。五臓各有剛柔邪、故令一脈輒変為十也。

【書き下し】

十難に曰く：一脈　十変と為る者は、何の謂ぞ也。

然り：五邪剛柔相い逢うの意也。仮令えば心脈急なること甚だしき者は、肝邪　心を干す也；心脈微急なる者は、胆邪　小腸を干す也；心脈大なること甚だしき者は、心邪自ら心を干す也；心脈微大なる者は、小腸邪自ら小腸を干す也；心脈緩なること甚だしき者は、脾邪　心を干す也；心脈微緩なる者は、胃邪　小腸を干す也；心脈濇なること甚だしき者は、肺邪　心を干す也；心脈微濇なる者は、大腸邪　小腸を干す也；心脈沈なること甚だしき者は、腎邪　心を干す也；心脈微沈なる者は、膀胱邪　小腸を干す也。五臓各々剛柔の邪有り、故に一脈をして輒ち変じて十と為さ令むる也。

—44—

第十難

【注釈】

〔1〕 一脈　十変と為る：　一臓の脈象に十種類の変化した状態が生じることを指す。

〔2〕 五邪：　五臓・五腑の病邪。

〔3〕 剛柔相い逢う：　剛と柔は相互に対立するものである。剛は陽に属し、ここでは腑を代表している。柔は陰に属し、ここでは臓を代表している。相い逢うとは、相互に影響し、伝変(1)するという意味。剛柔相い逢うとは、即ち臓腑の病邪が互いに影響し、伝変するということ。

〔4〕 心脈急なること甚だし：　心脈とは、心脈の部位（左の寸部）を指す。急とは、ぐっと迫って来て力強く、弦・緊に似た一種の脈象である。

〔5〕 干：　侵犯する。

〔6〕 緩：　脈象の名称。脈拍はやや遅く、一呼一吸に四回至るものを緩脈という。

【口語訳】

第十難の問い：　一臓の脈象には十種類の変化した容相が生じるが、その状態はどのようなものか。

答え：　これは五臓五腑の病邪が相互に影響しあい、病変を伝えあうということを概括して説明したものである。例えば心脈の急象が顕著なら、肝邪が心臓を犯している。心脈の急象が軽微なら、胆邪が小腸を犯している。心脈の大象が顕著なら、心邪が自ら心臓を犯している。心脈の大象が軽微なら、小腸の邪が自ら小腸を犯している。心脈の緩象が顕著なら、脾邪が心臓を犯している。心脈の緩象が軽微なら、胃邪が小腸を犯している。心脈の濇象が顕著なら、肺邪が心臓を犯している。心脈の濇象が軽微なら、大腸の邪が小腸を犯している。心脈の沈象が顕著なら、腎邪が心臓を犯している。心脈の沈象が軽微なら、膀胱の邪が小腸を犯している。五臓にはそれぞれすべてに臓腑の邪が相互に影響するた

—45—

第十難

め、一臓の脈象がしばしば十種類の形態に変化するのである。

【解説】

臓腑の疾病は、相互に影響しあうので、脈象上には多くの変化した容相が現れる。本難では以下の数点から説明を加えている。(1)　五臓は寸・関・尺の三部に各々特定の部位がある（第十八難を参照）。(2)　五臓にはそれぞれ、心脈は大、肝脈は急、脾脈は緩、肺脈は濇、腎脈は沈というように特定の脈象がある。(3)　五臓と五腑は相互が均等に対応するものであるが、脈象と脈位は臓を主とする。(4)　臓の病は比較的深くて重く、腑の病は比較的浅くて軽い。本難では心脈を例に挙げているが、その他はこれから類推することができる。

臨床では、臓腑の疾病及びその相互の伝変は比較的複雑で、脈象の変化も多いが、これを公式化するのは適当でなく、実際の状況から出発して、脈象と病証を互いに参照して診断を行うべきである。『難経彙注箋正』では「臓脈甚だしくして腑脈微なりとは、説くこと太だ呆かなり。須べからく知るべし臓腑の諸気、在るものに随いて変遷す、無病の脈已に是れ各々其の人の体質に随いて、而も強弱同じからず、若し其れ病有らば、則ち進退盛衰、更に一定する無し、豈に拘執して化せざる可けんや。」という。

【訳注】

（1）　伝変：「伝」は病状の進展が一定の法則に従うことをいう。たとえば傷寒病の進展過程で太陽経から陽明経へ、或いは少陽経へ伝わるのがそれである。「変」は変化の意味で、病状の変化が一定の範囲を超えたところで行われることをいう。例えば陽証が変じて寒証になったり、その他の寒熱が夾雑した証候に変化することをいう。

—46—

第十一難

休止脈と臓気の関係を論ずる

【原文】

十一難曰：経言脈不満五十動而一止[1]、一臓無気者、何臓也。

然：人吸者随陰入、呼者因陽出[2]。今吸不能至腎、至肝而還、故知一臓無気者、腎気先尽也。

【書き下し】

十一難に曰く：経に言う、脈　五十動に満たずして一止する
は、一臓に気無しと者（と）は、何れの臓なる也（や）。

然り：人の吸う者（もの）は陰に随いて入り、呼く者は陽に因りて出
づ。今ま吸うもの腎に至ること能わず、肝に至りて還る、故に
一臓に気無し者（と）は、腎気先ず尽くるを知る也（なり）。

【注釈】

〔1〕　止：　脈拍の間欠を指す。

〔2〕　吸う者は陰に随いて入り、呼く者は陽に因りて出づ：　陰・陽
とは、ここでは臓器の部位の上下を指していったものである。肝腎は下
にあるので陰、心肺は上にあるので陽である。「吸う者は陰に随いて入
り、呼く者は陽に因りて出づ」とは、第四難の「呼は心と肺とに出で、
吸は腎と肝とに入る」の意味と同じである。

—47—

第十一難

【口語訳】

　第十一難の問い：　医経に「脈拍が五十回に満たないで一回休止するのは、一つの臓が精気の扶養を得られず生気がないからである。」という。それは一体どの臓のことなのか。

　答え：　人が息を吸う時は気は肝腎の陰分にまで深く入り、息を吐く時は気は心肺の陽分から外に出る。今、吸気は腎臓まで達することができず、肝臓まで到達するだけで戻ってしまう。そのため一臓に気がないとは、腎が扶養を得られないでその気が先に衰え尽きてしまったことであることがわかる。

【解説】

　「脈　五十動に満たずして一止す」は、一種の休止脈のことである。後世では一般に休止脈を三つに分けている。脈拍が速くて不規則な休止があるのが「促」脈、脈拍が遅くて不規則な休止があるのが「結」脈、脈拍が比較的遅く規則的休止があるのが「代」脈である。本難で述べているものは、代脈に属する。

　臨床では、代脈にも虚実があり、例えば気血虚弱証で見られたり、気滞血瘀証でも見られたりする（正常な人にたまに見られる）。どの臓の疾病に属するかについては、その他の症状を総合して分析を行うべきである。そのため『難経経釈』は「按ずるに霊（枢）根結篇の『四十動して一代するは、一臓に気無し』より、『十動に満たざるに一代するは、五臓に気無し云々』に至るまで、並びに先ず絶ゆるの臓を指明せず、蓋し必ず其の何れの臓　病を受くるかを審らかにすれば、則ち何れの臓　先ず絶ゆるかは、此れ定理也。此こに云う所の若ければ、則ち一に腎、二に肝、三に脾、四に心、五に肺なりて⁽¹⁾、必ずしも病を受くるの臓を以て断を為さず、恐らく是の理無からん。」といっている。

―48―

第十一難

【訳注】

（1） 一に腎、二に肝、三に脾、四に心、五に肺： 『霊枢』根結篇の
「一蔵無気」の一蔵は腎となり、「二蔵無気」の二蔵はそれに肝を加えた
もの、「三蔵無気」の三蔵は更に脾を加えたもの、「四蔵無気」の四蔵は
又た更に心を加えたもの、「五蔵無気」の五蔵は肺まで加えて腎・肝・脾
・心・肺の五蔵となってしまうことをいう。徐大椿はこれを不合理とす
るが、『類経』五巻第四の注ではこれを是認する。

第十二難

十二難

虚実の誤治を論ずる

【原文】

　十二難曰：経言五臓脈已絶⑴於内⑵、用針者反実其外⑵；五臓脈已絶於外、用針者反実其内。内外之絶、何以別之。

　然：五臓脈已絶於内者、腎肝気已絶於内也、而医反補其心肺；五臓脈已絶於外者、心肺⑴気①已絶於外也、而医反補其腎肝。陽絶補陰、陰絶補陽、是謂実実虚虚⑶、損不足益有余。如此死者、医殺之耳。

【書き下し】

　十二難に曰く：経に言う、五臓の脈已に内に絶ゆるに、針を用いる者反って其の外を実す；五臓の脈已に外に絶ゆるに、針を用いる者反って其の内を実す、と。内外の絶は、何を以て之れを別たん。

　然り：五臓の脈已に内に絶ゆる者は、腎肝の気已に内に絶ゆる也、而るに医反って其の心肺を補う；五臓の脈已に外に絶ゆる者は、心肺の気已に外に絶ゆる也、而るに医反って其の腎肝を補う。陽絶えて陰を補い、陰絶えて陽を補うは、是れを実を実し虚を虚し、不足を損し有余を益すと謂う。此くの如くして死する者は、医　之れを殺す耳。

【校勘】

　①気：　もとは「脈」の字に作った。『霊枢』九針十二原篇の「五臓の

—50—

気、已に外に絶ゆ」、及び上文の「腎肝の気」において、「脈」を「気」に作っているのは意味としてすぐれている。拠って改める。

【注釈】

〔１〕 五臓の脈已に絶ゆ： 絶とは、虚損不足の意味。ここでの五臓は不特定の内臓を指しており、五臓全体がすでに虚損不足しているのをいったわけではない。

〔２〕 内、外： 肝腎は陰に属すので内、心肺は陽に属すので外である。

〔３〕 実実虚虚： 前の実の字は補法を指し、後の実の字は実証を指す。前の虚の字は瀉法を指し、後の虚の字は虚証を指す。

【口語訳】

第十二難の問い： 医経に「五臓の脈象は臓気がすでに内部で虚損していることを現しているのに、医者は針を刺して治療する際に反対にその外部を補してしまう。五臓の脈象は臓気がすでに外部で虚損していることを現しているのに、医者は針を刺して治療する際に反対に内部を補してしまう。」という。このような内・外の虚損の状況は、どのように区別したらよいのか。

答え： 五臓の脈がすでに内部で虚損しているのは、腎肝の臓気がすでに内部で虚損していることを示すが、医者はかえってその心肺を補してしまう。五臓の脈がすでに外部で虚損しているのは、心肺の臓気がすでに外部で虚損していることを示すが、医者はかえってその肝腎を補してしまう。陽に属する心肺が虚損しているのに反対に陰に属する腎肝を補し、陰に属する腎肝が虚損しているのに反対に陽に属する心肺を補すことを、実を補し虚を瀉し、不足を損耗させ有余を補益させるというのである。このようにして死んでしまったものは、医者の誤治が引き起こしたものである。

—51—

第十二難

【訳注】

（1）　心肺：　各本は「其心肺」に作る。『難経経釈』は「心肺」に作る。

第十三難

第十三難

色・脈・尺膚の診断法の間の関係を論ずる

【原文】

　十三難曰：経言見其色而不得其脈、反得相勝[1]之脈者即死、得相生[1]之脈者、病即自已。色之与脈当参相応[2]、為之奈何。

　然：五臓有五色、皆見於面、亦当与寸口・尺内[3]相応。仮令色青、其脈当弦[4]而急；色赤、其脈浮大而散；色黄、其脈中緩而大；色白、其脈浮濇而短；色黒、其脈沈濡而滑。此所謂五色之与脈、当参相応也。脈数、尺之皮膚亦数[5]；脈急、尺之皮膚亦急；脈緩、尺之皮膚亦緩；脈濇、尺之皮膚亦濇；脈滑、尺之皮膚亦滑。

　五臓各有声・色・臭・味[6]、当与寸口・尺内相応、其不応者病也。仮令色青、其脈浮濇而短、若大而緩為相勝；浮大而散、若小而滑為相生也。経言知一[7]為下工、知二[7]為中工、知三[7]為上工。上工者十全九、中工者十全七、下工者十全六。此之謂也。

【書き下し】

　十三難に曰く：経に言う、其の色を見れども而も其の脈を得ず、反って相勝の脈を得る者は即ち死し、相生の脈を得る者は、病即ち自ら已ゆ、と。色の脈と当に参じて相い応ずべしとは、之れを為すこと奈何。

　然り：五臓に五色有り、皆な面に見れ、亦た当に寸口・尺内と相い応ずべし。仮令えば色　青なれば、其の脈　当に弦にし

-53-

第十三難

して急なるべし；色　赤なれば、其の脈　浮・大にして散なるべし；色　黄なれば、其の脈　中・緩にして大なるべし；色　白なれば、其の脈　浮・濇にして短なるべし；色　黒なれば、其の脈　沈・濡にして滑なるべし。此れ所謂五色の脈と、当に参じて相い応ずべき也。脈　数(サク)なれば、尺の皮膚も亦た数(サク)；脈　急なれば、尺の皮膚も亦た急；脈　緩なれば、尺の皮膚も亦た緩；脈　濇なれば、尺の皮膚も亦た濇；脈　滑なれば、尺の皮膚も亦た滑なり。

　五臓に各々声・色・臭・味有り、当に寸口・尺内と相い応ずべし、其の応ぜざる者は病也。仮令えば色　青なれば、其の脈　浮・濇にして短、若しくは大にして緩なれば相勝と為す；浮・大にして散、若しくは小にして滑なれば相生と為す也。経に言う、一を知るを下工と為し、二を知るを中工と為し、三を知るを上工と為す。上工なる者は十に九を全(いや)し、中工なる者は十に七を全(いや)し、下工なる者は十に六を全(いや)す、と。此れを之れ謂う也。

【注釈】

〔1〕　相勝、相生：　これは五行生克の理論を用いて五臓と色・脈象との関係（声、臭、味を含む）を説明したものである。肝は木に属し、心は火に属し、脾は土に属し、肺は金に属し、腎は水に属す。五行相生の順序は、木は火を生じ、火は土を生じ、土は金を生じ、金は水を生じ、水は木を生ず。五行相克の順序は、木は土を克し、土は水を克し、水は火を克し、火は金を克し、金は木を克す。五臓にはそれぞれ特有の色と脈象があり、それらの間に相克の状況が現れた場合は、相勝、または相乗といい、相生の状況が現れた場合は、相生という。一般的には、相生の予後は比較的良好であり、相勝の予後は思わしくない。下文に肝を例として挙げ、このような相生相勝の状況を説明している。

〔2〕　当に参じて相い応ずべし：　参は、くらべ合わせる。相応とは、

—54—

第十三難

相互に適応するという意味。

〔3〕 寸口・尺内： 寸口は、ここでは寸・関・尺の三部をあわせて指している。尺内とは、関部から尺沢穴までの区域の皮膚を指す。即ち下文でいう「尺の皮膚」であり、また略して「尺膚」ともいう。

〔4〕 弦： 脈象の名称。脈形が長くて真っ直ぐで、あたかも弓弦を押さえるようなものが弦脈である。

〔5〕 脈　数なれば、尺の皮膚も亦た数： 『難経集注』で丁徳用は「数は即ち心也、所以に臂内の皮膚熱き也」という。『難経経釈』では「按ずるに『霊（枢）』邪気臓腑病形論に云う、『其の脈の緩急大小滑濇を調べ……』と。今ま大小を去りて数の字に易う。数なる者は、一息に六七至るの謂い。皮膚の若きは則ち如何に能く数ならん。此れ必ず伝写の誤り。然らずんば、則ち文義通じ難きに且き矣。」という。ともに記載して参考として挙げておく。

〔6〕 五臓に各々声・色・臭（xiu嗅）・味有り： 「臭」の字は、嗅覚が感じとった五種類の臭いを指し、「五臭」と総称される。五臓と声・色・臭・味（第三十四難を参照）及び脈象・尺膚との対応関係は、後の表のとおり。

〔7〕 一を知る；二を知る；三を知る： 一・二・三は色・脈・尺膚の三つの診法を指す。その中の一つに精通しているものを一を知るといい、その中の二つに精通しているものを二を知るといい、三つに精通しているものを三を知るという。

【口語訳】

第十三難の問い： 医経に「病人に現れた顔色を見てそれに相応する脈象が得られず、かえって相勝の脈象が得られるものは、死ぬおそれがあり、相生の脈象が得られるものは、疾病は自然に癒えるであろう」という。顔色と脈象は相互に対応すべきであるが、一体どのように診察を行ったらよいか。

第十三難

　答え：　　五臓には五種の色があり、すべて顔面に現れ、また寸口の脈
象及び尺膚の状況に対応するはずである。例えば患者の顔面が青い時は、
脈象は弦で急となるはずである。顔色が赤い時は、脈象は浮・大で散⑴となる
はずである。顔色が黄色い時は、脈象は中・緩で大となるはずである。
顔色が白い時は脈象は浮・濇で短となるはずである。顔色が黒い時は、
脈象は沈・濡で滑となるはずである。これが五色と脈象が相互に対応す
る状況である。脈象が数の時は、尺部の皮膚も熱をおびるはずである。
脈象が急の時は、尺部の皮膚も緊張するはずである。脈象が緩の時は、
尺部の皮膚も弛緩するはずである。脈象が濇のときは、尺部の皮膚もざ
らつくはずである。脈象が滑の時は、尺部の皮膚も潤滑となるはずであ
る。

　五臓にはそれぞれ特有の声・色・臭・味があり、寸口の脈象及び尺膚
の状況と対応するはずであり、対応しない場合はつまり病の表出である。
例えば患者の顔色が青く、脈象が浮・濇で短（脈が色に克つ）、或いは大
で緩（色が脈に克つ）の時は、どちらも相勝（前者は金が木に勝つ、後
者は木が土に勝つ）である。脈象が浮・大で散（色が脈を生ず）、或いは
小で滑（脈が色を生ず）の時は、どちらも相生（前者は木が火を生ず、
後者は水が木を生ず）である。医経に「その一つしか知らない者は技術
が劣る下級の医者、その二つを知っている者は技術がかなり良い中級の
医者、その三つを知っている者は技術の優れた上級の医者である。上級
の医者は十人中九人まで治すことができ、中級の医者は十人中七人まで
治すことができ、下級の医者は十人中六人しか治すことができない。」と
ある。つまりこのことをいっているのである。

—56—

第十三難

五臓と声・色・臭・味・脈・尺膚の対応表

五　臓		肝	心	脾	肺	腎
五　行		木	火	土	金	水
五　声		呼	笑	歌	哭	呻
五　臭		臊	焦	香	腥	腐
五　味		酸	苦	甘	辛	鹹
色・脈の対　応	色	青	赤	黄	白	黒
	脈	弦にして急	浮・大にして散	中・緩にして大	浮・濇にして短	沈・濡にして滑
脈・尺の対　応	脈	急	数	緩	濇	滑
	尺膚	急	数	緩	濇	滑

【解説】

　本難では、疾病を診断する時は、病人の脈象・尺膚及び声・色・臭・味などの各方面の状況を総合して弁証を行い、予後を判断すべきであることを述べる。しかし大切なのはその基本精神を体得することであり、機械的に理解するのはよいとはいえない。

【訳注】

（1）浮・大で散：　原書の口語訳は「浮而散」で「大」字を欠く。誤脱と考えて【原文】に従った。

—57—

第十四難

第十四難

損・至脈の病証と治療法を論ずる

【原文】

　十四難曰：脈有損至[1]、何謂也。

　然：至之脈、一呼再至曰平[2]、三至曰離経[3]、四至曰奪精[4]、五至曰死[5]、六至曰命絶[6]。此至之脈也。何謂損。一呼一至曰離経、再呼一至曰奪精、三呼一至曰死、四呼一至曰命絶。此損之脈也。至脈従下上、損脈従上下也。

【書き下し】

　十四難に曰く：脈に損・至有りとは、何の謂ぞ也。

　然り：至の脈は、一呼に再たび至るを平と曰い、三たび至るを離経と曰い、四たび至るを奪精と曰い、五たび至るを死と曰い、六たび至るを命絶と曰う。此れ至の脈也。何をか損と謂う。一呼に一たび至るを離経と曰い、再呼に一たび至るを奪精と曰い、三呼に一たび至るを死と曰い、四呼に一たび至るを命絶と曰う。此れ損の脈也。至脈は下従り上り、損脈は上従り下る也。

【注釈】

　〔1〕　損・至：　損は、減少するで、退くの意味がある。至は、極めて、最も、の意で、進むの意味がある。ここでは脈拍の回数が正常にくらべて減少するものを損、増加するものを至としている。

　〔2〕　一呼に再たび至るを平と曰う：　ここの至の字は脈の拍動を指す。正常な人は一呼に二回拍動し、一吸に二回拍動する。ここでは「一

—58—

吸に再たび至る」が省略されているが、下文もこれに類する。

〔3〕　離経：　離は、背き離れる。経は、正常な規律。離経とは、即ち正常な規律性から背き離れること。

〔4〕　奪精：　奪は、奪われ失うことで、ひどく消耗するの意味がある。奪精とは、即ち精気をひどく消耗したこと。

〔5〕　死：　極めて危険な状態で、死に瀕していることを指す。『内経』『難経』の中で死の字を用いているものの多くは、この意味である。

〔6〕　命絶：　死亡する。

【口語訳】

第十四難の問い：　脈には至脈と損脈があるが、それらはどのようなものか。

答え：　至脈は一呼に二回拍動するのを平脈といい、三回拍動するのを離経といい、四回拍動するのを奪精といい、五回拍動するのを死脈といい、六回拍動するのを命絶という。これらが至脈の状況である。損脈とは何か。一呼に一回拍動するのを離経といい、二呼に一回拍動するのを奪精といい、三呼に一回拍動するのを死脈といい、四呼に一回拍動するのを命絶という。これらが損脈の状況である。至脈の病は腎から肺へ、つまり下から上へ伝変し、損脈の病は肺から腎へ、つまり上から下へ伝変する。

【原文】

損脈之為病奈何。

然：一損損於皮毛、皮聚而毛落；二損損於血脈、血脈虚少、不能栄於五臓六腑；三損損於肌肉、肌肉消痩、飲食不能為肌膚；四損損於筋、筋緩不能自収持；五損損於骨、骨痿不能起於床。反此者、至脈之病也①。従上下者、骨痿不能起於床者死；従

—59—

第十四難

下上者、皮聚而毛落者死。

【書き下し】

損脈の病為ること奈何。

然り：一損は皮毛を損し、皮聚りて毛落つ；二損は血脈を損し、血脈虚少し、五臓六腑を栄すること能わず；三損は肌肉を損し、肌肉消痩して、飲食　肌膚と為ること能わず；四損は筋を損し、筋緩み自ら収持すること能わず；五損は骨を損し、骨痿え床より起つこと能わず。此れに反する者は、至脈の病也。上従り下る者は、骨痿え床より起つこと能わざる者なれば死す；下従り上る者は、皮聚りて毛落つる者なれば死す。

【校勘】

①至脈之病也：　もとは「至於収病也」に作った。『難経本義』滑注に「至於収病也は、当に至脈之病也に作るべし。」とあるものに拠って改める。

【口語訳】

問い：　損脈の病証はどのようなものか。

答え：　一損は肺が主っている皮毛を損傷し、皮膚は萎縮し毛髪は抜け落ちる。二損は心が主っている血脈を損傷し、脈中の営血が減損不足し、正常に運行して五臓六腑を養うことができなくなる。三損は脾が主っている肌肉を損傷し、肌肉は消耗し痩せ細り、飲食物のエッセンスが肌肉と皮膚に行き渡らなくなる。四損は肝が主っている筋を損傷し、筋が弛緩して自在に収縮したり身体を支えたりできなくなる。五損は腎が主っている骨を損傷し、骨が萎縮して力がなくなり床から起き上がれなくなる。以上と反対のものが、至脈の病証である。病が上から下へ伝変するものは、骨が萎縮して床から起き上がれなくなると間もなく死亡する。病が下から上へ伝変するものは、皮膚が萎縮し、毛髪が抜け落ちる

—60—

ようになると間もなく死亡する。

【原文】

治損之法奈何。

然：損其肺者、益其気；損其心者、調其栄衛；損其脾者、調其飲食、適其寒温；損其肝者、緩其中[1]；損其腎者、益其精。此治損之法也①。

【書き下し】

損を治するの法は奈何。

然り：其の肺を損する者は、其の気を益す；其の心を損する者は、其の栄衛を調う；其の脾を損する者は、其の飲食を調え、其の寒温を適う；其の肝を損する者は、其の中を緩らぐ；其の腎を損する者は、其の精を益す。此れ損を治するの法也。

【校勘】

①此治損之法也：　『難経句解』には「此損至之法也」に作る。

【注釈】

〔1〕　其の中を緩らぐ：　緩は、和らげる。中は、内の意味。肝は怒を主り、性質は激しいので、肝気が盛んであると中が急迫する。甘味の薬物には緩和作用がある。「其の中を緩らぐ」とは、甘味の薬を用いて肝気の急迫を緩和するという意味。

【口語訳】

問い：　損を治す方法はどうするか。

答え：　肺を損傷したものは、肺気を補益する。心を損傷したものは、

第十四難

営血と衛気を調和させる。脾を損傷したものは、飲食を調え、日常生活で適宜な温度を保つようにする。肝を損傷したものは、甘味の薬を用いて肝気を和らげる。腎を損傷したものは、精気を補益する。これらが損傷による不足減退を治療する方法である。

【原文】

脈有一呼再至、一吸再至；有一呼三至、一吸三至；有一呼四至、一吸四至；有一呼五至、一吸五至；有一呼六至、一吸六至；有一呼一至、一吸一至；有再呼一至、再吸一至；有呼吸再至①。脈来如此、何以別知其病也。

然：　脈来一呼再至、一吸再至、不大不小曰平。一呼三至、一吸三至、為適得病、前大後小、即頭痛・目眩、前小後大、即胸満・短気[1]。一呼四至、一吸四至、病欲甚、脈洪大者、苦煩満、沈細者、腹中痛、滑者傷熱、濇者中霧露[2]。一呼五至、一吸五至、其人当困、沈細夜加、浮大昼加[3]、不大不小、雖困可治、其有大小者、為難治。一呼六至、一吸六至、為死脈也、沈細夜死、浮大昼死。一呼一至、一吸一至、名曰損、人雖能行、猶当着床、所以然者、血気皆不足故也。再呼一至、再吸一至、呼吸再至②、名曰無魂[4]、無魂者当死也、人雖能行、名曰行尸[5]。

【書き下し】

脈に一呼に再たび至り、一吸に再たび至る有り；一呼に三たび至り、一吸に三たび至る有り；一呼に四たび至り、一吸に四たび至る有り；一呼に五たび至り、一吸に五たび至る有り；一呼に六たび至り、一吸に六たび至る有り；一呼に一たび至り、一吸に一たび至る有り；再呼に一たび至り，再吸に一たび至る有り；呼吸に再たび至る有り。脈の来ること此くの如きは、何

—62—

を以て其の病を別ち知る也。

　然り；脈の来ること一呼に再たび至り、一吸に再たび至り、大ならず小ならざるを平と曰う。一呼に三たび至り、一吸に三たび至るは、適に病を得ると為す、前　大にして後　小なるは、即ち頭痛・目眩し、前　小にして後　大なるは、即ち胸満・短気す。一呼に四たび至り、一吸に四たび至るは、病甚だしからんと欲す、脈　洪・大なる者は、煩満に苦しみ、沈・細なる者は、腹中痛み、滑なる者は熱に傷られ、濇なる者は霧露に中たる。一呼に五たび至り、一吸に五たび至るは、其の人当に困たるべし、沈・細なるは夜加わり、浮・大なるは昼加わる、大ならず小ならざれば、困たりと雖も治す可し、其の大小有る者は、治し難しと為す。一呼に六たび至り、一吸に六たび至るは、死脈と為す也、沈・細なるは夜死し、浮・大なるは昼死す。一呼に一たび至り、一吸に一たび至るは、名づけて損と曰う、人能く行くと雖も、猶お当に床に着くべし、然る所以の者は、血気皆な不足するが故也。再呼に一たび至り、再吸に一たび至る、呼吸に再び至るは、名づけて無魂と曰う、無魂の者は当に死すべき也、人能く行くと雖も、名づけて行尸と曰う。

【校勘】

①有呼吸再至：　『難経本義』滑注に「其れ呼吸再至と曰うは、即ち一呼一至、一吸一至の謂、疑うらくは衍文ならん」という。『難経経釈』徐注に「疑うらくは此の五字は衍ならん」という。『古本難経闡注』には「有呼吸不至」に作る。

②呼吸再至：　『難経本義』滑注に「此の四字は即ち前の衍文なり」という。明本『難経』・『難経経釈』のいずれにもこの四字は無い。

第十四難

【注釈】

〔1〕 前 大にして後 小なるは、即ち頭痛・目眩し、前 小にして後大なるは、即ち胸満・短気す： 前は関前で、寸脈を指す。後は関後で、尺脈を指す。大・小は脈象を指す。大脈は邪気が盛んなときに現れる。寸脈が大なのは、陽が上に盛んなためで、そのため頭痛・目眩が起こる。尺脈が大なのは、陰が中に盛んなためで、そのため胸は膨満し呼吸は短促となる。

〔2〕 脈 洪・大なる者は、煩満に苦しみ、沈・細なる者は、腹中痛み、滑なる者は熱に傷られ、濇なる者は霧露に中たる： 『難経経釈』に「洪・大は陽邪 外越するが為（ため）なり、故に煩満す。沈・細は陰邪 内陥するが為なり、故に腹痛む。滑は血実するが為なり、故に熱と為る。濇は湿に傷らるるが為なり、故に霧露に中たる。」という。

〔3〕 其の人当に困たるべし、沈・細なるは夜加わり、浮・大なるは昼加わる： 困は、危篤。加は、激しさを増すこと。沈・細は陰であり、夜は陰に属す。陰の病が陰の時に遭うと悪化するため、沈・細なるは夜加わるというのである。浮・大は陽であり、昼は陽に属す。陽の病は陽の時に遭うと悪化するので、浮・大なるは昼加わるというのである。

〔4〕 無魂： 精神に異常を来した危機的状態。

〔5〕 行尸： 病人が死に瀕している時は、なんとか歩けるとはいえ、死体に類似している。そのため行尸というのである。

【口語訳】

問い： 脈には一呼に二回拍動し、一吸に二回拍動するものがある。一呼に三回拍動し、一吸に三回拍動するものがある。一呼に四回拍動し、一吸に四回拍動するものがある。一呼に五回拍動し、一吸に五回拍動するものがある。一呼に六回拍動し、一吸に六回拍動するものがある。また一呼に一回拍動し、一吸に一回拍動するものがある。二呼に一回拍動し、二吸に一回拍動するものがある。一呼一吸に二回拍動するものがあ

—64—

る。脈の拍動に以上のような状況があるとき、どのようにしてそれが生じた病証を判別すればよいか。

　答え：　脈が一呼に二回、一吸に二回拍動し、大でも小でもないものは、正常な脈象である。一呼に三回、一吸に三回拍動するなら、病のかかりはじめであって、寸脈が大で尺脈が小ならば頭痛がして目が眩み、寸脈が小で尺脈が大ならば胸部が膨満し呼吸が短くなる。一呼に四回、一吸に四回拍動するときは、病状が重くなろうとしていて、脈象が洪で大ならば、煩躁⁽¹⁾し悶々として胸苦しい病証があり、脈象が沈で細ならば、腹の中が痛み、脈が滑ならば熱邪に傷られたもの、濇ならば霧や露の邪を受けたものである。一呼に五回、一吸に五回拍動するならば、病人はすでに相当危険な状態にあって、脈が沈で細ならば夜間に一層悪化し、脈が浮で大ならば昼間に一層悪化するものであり、脈に大小が一定しないという状況が見られなければ、危篤状態にあっても治療することができるが、大小が一定していないならば治療は難しくなる。一呼に六回、一吸に六回拍動するならば、極めて危険な状態で、死に瀕している脈象であり、もし沈で細ならば夜間に死ぬ可能性が高く、浮で大ならば昼間に死ぬ可能性が高い。一呼に一回、一吸に一回拍動するものは、損脈といい、病人はまだしばらくは歩くことができるものの、やがては床に伏して起き上がれなくなるが、こうなってしまうのは気と血がともに不足するためである。二呼に一回、二吸に一回拍動するか、又は一呼吸に二回拍動するものは、「魂の喪失」といい、このような病人は死に近づきつつあり、なんとか歩けるとはいえ、「歩く屍」としか呼びようがない。

【訳注】

（1）　煩躁：　熱があって苦しく、身体を悶え動かしてじっとねていられない症状。

—65—

第十四難

【原文】

　上部有脈、下部無脈、其人当吐、不吐者死。上部無脈、下部有脈、雖困無能為害。所以然者、人之有尺、譬如①樹之有根、枝葉雖枯槁、根本将自生。脈有根本、人有元気、故知不死。

【書き下し】

　上部に脈有りて、下部に脈無きは、其の人当に吐くべし、吐かざる者は死す。上部に脈無く、下部に脈有るは、困たりと雖も能く害を為すこと無し。然る所以の者は、人の尺有るは、譬えば樹の根有るが如し、枝葉　枯槁すと雖も、根本将に自ら生ぜんとす。脈に根本有るは、人に元気有り、故に死せざるを知る。

【校勘】

　①譬如：　もとは「人之有尺」の前に在ったが、明本『難経』に拠って改める。

【口語訳】

　寸部に脈があり、尺部に脈がなければ、病人は嘔吐するはずである。吐かない場合は死につながる。寸部に脈がなく、尺部に脈があれば、病状は深刻ではあるが、危険な状態にまでは至らない。こうなるのは、人の尺脈は、樹木の根のようなもので、樹木の枝葉が枯れても、根さえ損傷していなければ、自然に生長してくるようなものだからである。脈に根があるということは、病人にまだ元気があることだから、死ぬようなことはないとわかるのである。

—66—

第十五難

四時における正常な脈象と
異常な脈象を論ずる

【原文】

　十五難曰：経言春脈弦、夏脈鈎、秋脈毛、冬脈石。是王脈耶。将病脈也。

　然：弦・鈎・毛・石者、四時之脈也。春脈弦者、肝東方木也、万物始生、未有枝葉、故其脈之来、濡弱而長、故曰弦。

　夏脈鈎者、心南方火也、万物之所茂、垂枝布葉、皆下曲如鈎、故其脈之来①来疾去遅[1]、故曰鈎。

　秋脈毛者、肺西方金也、万物之所終、草木華葉、皆秋而落、其枝独在、若毫毛也。故其脈之来、軽虚以浮、故曰毛。

　冬脈石者、腎北方水也、万物之所蔵也、盛冬之時、水凝如石、故其脈之来、沈濡而滑、故曰石。此四時之脈也。

【書き下し】

　十五難に曰く：経に言う、春の脈は弦、夏の脈は鈎、秋の脈は毛、冬の脈は石と。是れ王脈なり耶。将た病脈なり也。

　然り：弦・鈎・毛・石なる者は、四時の脈也。春の脈　弦者は、肝は東方　木也、万物始めて生に、未だ枝葉有らず、故に其の脈の来るとき、濡・弱にして長、故に弦と曰う。

　夏の脈　鈎者は、心は南方　火也、万物の茂する所、枝を垂れ葉を布き、皆な下に曲ること鈎の如し、故に其の脈の来るとき　来るに疾く去るに遅し、故に鈎と曰う。

　秋の脈　毛者は、肺は西方　金也、万物の終る所、草木の華

—67—

第十五難

葉、皆な秋にして落つ、其の枝独り在ること、毫毛の若き也。故に其の脈の来るとき、軽虚　以って浮、故に毛と曰う。

　冬の脈　石者は、腎は北方　水也、万物の蔵する所也、盛冬の時、水凝ること石の如し、故に其の脈の来るとき、沈・濡にして滑、故に石と曰う。此れ四時の脈也。

【校勘】

　①来：　もとは無かった。『増輯難経本義』に拠って補う。

【注釈】

　〔1〕　来るに疾く去るに遅し：　『難経経釈』に「来るに疾し者は、其の来るとき少し急にして勁。去るに遅し者は、其の去るとき少し緩にして弱。」という。つまり脈象が、来る時は少し速くてやや力があり、去る時は少し遅くて力がないこと。

【口語訳】

　第十五難の問い：　医経に「春の脈は弦、夏の脈は鈎、秋の脈は毛、冬の脈は石」という。これは四季にかなった旺脈のことなのであろうか、それとも病がある時の脈象のことなのであろうか。

　答え：　脈象に弦・鈎・毛・石が見られるのは、すべて四季の旺脈である。春に弦脈が現れるのは、肝臓が東方（方位の一つ、下文の南・西・北も同じ意味）の木（五行の一つ、下の火・金・水も同じ意味）に属し、春は万物が生長し始める時であって、樹木はまだ枝葉を出していないため、脈気が来る時は濡で弱で長を帯びており、よって弦脈というのである。

　夏に鈎脈が現れるのは、心臓が南方の火に属し、夏は万物が繁茂する時であって、樹木は枝が垂れ葉が茂り、皆な下へ湾曲している様はあたかも鈎のようであるので、脈気が来る時は手に応ずるのがやや速くて力

—68—

があり、去る時はやや遅くて力がなく、よって鈎脈というのである。

　秋に毛脈が現れるのは、肺臓が西方の金に属し、秋は万物の生長が終極に到り、まさに収穫しようとする時であり、草木の花や葉は、ふつう秋になると枯れ果て抜け落ちてしまい、ただ枝だけが独り残されている様は、あたかも人体の体毛のようであるため、脈気が来る時は軽く虚であり浮の脈象を帯びており、よって毛脈というのである。

　冬に石脈が現れるのは、腎臓が北方の水に属し、冬は万物の生気が潜伏閉蔵する時であって、厳寒の季節は、水が凝結して氷となり石のようであるため、脈気が来る時は、沈で濡で滑を帯び、よって石脈というのである。これらはすべて四季にかなった脈象である。

【原文】

　如有変奈何。

　然：春脈弦、反者為病。

　何謂反。

　然：其気来実強、是謂太過、病在外；気来虚微、是謂不及、病在内。脈①来厭厭聶聶[1]、如循楡葉曰平；益実而滑、如循長竿曰病；急而勁益強、如新張弓弦曰死。春脈微弦曰平、弦多胃気少曰病、但弦無胃気曰死、春以胃気為本。

　夏脈鈎、反者為病。何謂反。

　然：其気来実強、是謂太過、病在外；気来虚微、是謂不及、病在内。其脈来累累如環[2]、如循琅玕[3]曰平；来而益数、如鶏挙足[4]者曰病；前曲後居、如操帯鈎[5]曰死。夏脈微鈎曰平、鈎多胃気少曰病、但鈎無胃気曰死、夏以胃気為本。

　秋脈毛、反者為病。何謂反。

　然：其気来実強、是謂太過、病在外；気来虚微、是謂不及、病在内。其脈来藹藹如車蓋[6]、按之益大曰平；不上不下、如循鶏

—69—

第十五難

羽[7]曰病；按之蕭索[8]、如風吹毛曰死。秋脈微毛曰平、毛多胃気少曰病、但毛無胃気曰死、秋以胃気為本。

冬脈石、反者為病。何謂反。

然：其気来実強、是謂太過、病在外；気来虚微、是謂不及、病在内。脈来上大下兌[9]、濡滑如雀之喙②[10]曰平；啄啄連属、其中微曲[11]曰病；来如解索[12]、去如弾石[13]曰死。冬脈微石曰平、石多胃気少曰病、但石無胃気曰死、冬以胃気為本。

【書き下し】

如し変有らば奈何。

然り：春の脈は弦、反する者を病と為す。

何をか反と謂う。

然り：其の気来るとき実強、是れを太過と謂う、病　外に在り；気来るとき虚微、是れを不及と謂う、病　内に在り。脈来るとき厭厭聶聶として、楡葉を循るが如きを平と曰う；益々実にして滑、長竿を循るが如きを病と曰う；急にして勁益々強く、新たに張れる弓弦の如きを死と曰う。春の脈微かに弦なるを平と曰う、弦多く胃気少きを病と曰う、但だ弦にして胃気無きを死と曰う、春は胃気を以て本と為す。

夏の脈は鈎、反する者を病と為す。何をか反と謂う。

然り：其の気来るとき実強、是れを太過と謂う、病　外に在り；気来るとき虚微、是れを不及と謂う、病　内に在り。其の脈来るとき累累として環の如く、琅玕を循るが如きを平と曰う；来りて益々数、鶏足を挙ぐるが如き者を病と曰う；前曲し後居し、帯鈎を操るが如きを死と曰う。夏の脈微かに鈎なるを平と曰う、鈎多く胃気少きを病と曰う、但だ鈎にして胃気無きを死と曰う、夏は胃気を以て本と為す。

秋の脈は毛、反する者を病と為す。何をか反と謂う。

第十五難

　然り：其の気来るとき実強、是れを太過と謂う、病　外に在り；気来るとき虚微、是れを不及と謂う、病　内に在り。其の脈来るとき藹藹として車蓋の如く、之れを按ずれば益々大なるを平と謂う；上ならず下ならず、鶏羽を循るが如きを病と曰う；之れを按ずれば蕭索として、風　毛を吹くが如きを死と曰う。秋の脈微かに毛なるを平と曰う、毛多く胃気少きを病と曰う、但だ毛にして胃気無きを死と曰う、秋は胃気を以て本と為す。

　冬の脈は石、反する者を病と為す。何をか反と謂う。

　然り：其の気来るとき実強、是れを太過と謂う、病　外に在り；気来るとき虚微、是れを不及と謂う、病　内に在り。脈来るとき上るに大、下るに兌、濡滑にして雀の喙の如きを平と曰う；啄啄として連属し、其の中　微曲するを病と曰う；来るとき索を解くが如く、去るとき石を弾くが如きを死と曰う。冬の脈微かに石なるを平と曰う、石多く胃気少きを病と曰う、但だ石にして胃気無きを死と曰う、冬は胃気を以て本と為す。

【校勘】

　①脈：　もとは「気」に作った。下文に「脈」に作っている方が意味としてすぐれているので改めた。

　②喙：　もとは「啄」に作った。『難経句解』に「喙」に作っている方が正しいと考え、そこで改めた。

【注釈】

　〔1〕　厭厭聶聶：　脈の来かたが軽く穏やかな様子を形容したもの。

　〔2〕　累累として環の如し：　累累は、連続していて途切れないこと。環は、円形の環。累累は脈の来かたが連続して並んでいる円形の環のようであることを形容したもの。

—71—

第十五難

〔３〕 琅玕（láng gān 朗肝）： 玉石で珠のように光沢があるもの。ここは脈の来かたが珠の如く円い玉石のようであることを形容したもの。

〔４〕 鶏　足を挙ぐるが如し： 脈の来かたが鶏が足を挙げて疾走する様に似ていることを形容したもの。

〔５〕 前曲し後居し、帯鉤を操るが如し： 脈形が前は曲がり後は真っ直ぐで、手に革帯の鉤を持っているようであり、穏やかさを失っているかたち。『難経集注』で呂広は「後居は之れを後直と謂う、人の革帯の鉤の如く、前曲し後直する也、是れ但だ鉤にして胃気無きを謂う。」という。居は、ここでは「倨」と同じで、真っ直ぐ行ってから屈折するという意味。

〔６〕 藹藹として車蓋の如し： 車の上にある傘形の幌を車蓋という。藹藹は車蓋のふんわりと大きく軽やかにふくらんだ様子を形容したもの。

〔７〕 上ならず下ならず、鶏羽を循るが如し： 「上ならず下ならず」とは脈の来かたが滞っている有様を形容したもの。「鶏羽を循るが如し」とは脈の来かたがふんわりしていて、鶏の羽毛をなでるようであることを形容したもの。

〔８〕 蕭索： 雲がまばらに浮かんでいる様子。ここでは脈象が虚かつ浮で、生気に乏しいことを形容している。

〔９〕 上るに大、下るに兌： 上、下は脈拍の往来を指す。兌は鋭と同じ。『難経集注』で丁徳用は「手に応ずるにして大、去るにして小、故に上るに大、下るに兌と曰う。」という。

〔10〕 雀の喙の如し： 喙は鳥獣の嘴。雀の嘴は上が大きく下が小さいことから、来る時が大きく去る時が鋭い脈を形容している。

〔11〕 啄啄として連属し、其の中　微曲す： 「啄啄として連属す」とは、脈の来かたが連続していて、鳥が餌を啄むようであることを形容したもの。曲とは、『素問』平人気象論の王注に「手に中りて偃曲するを謂う也」とあり、偃はやすむ、横になるの意味であるので、即ち脈が休止することを指す。

—72—

〔12〕 索を解く：　脈の来かたが散乱していて、解けた縄のようであることを形容したもの。

〔13〕 石を弾く：　脈の去りかたが迅速で堅く、まるで指で石を弾くようであることを形容したもの。

【口語訳】

問い：　四季の脈象に変化が起こるとすれば、どういった状況であるか。

答え：　春の脈は弦の脈象が現れるはずで、これに反するものが病態である。

問い：　これに反するものとは何か。

答え：　脈気が来る時にしっかりしていて強硬なもの、これを太過といい、病変は体表にある。脈気が来る時に弱々しく微細なもの、これを不及といい、病変は体内にある。脈気が来る時に軽やかで穏やかであり、まるで風にそよいでいる楡の葉をなでるかのようなものを平脈という。しっかりした感じが正常よりも強まって滑の脈象を帯び、まるで長い竹竿をさするようなものを病脈という。急迫していて力があり且つまた特に強く、まるで新しく張ったばかりの弓の弦のようなものを死脈という。春の脈に微かに弦の脈象が現れるものを平脈といい、弦が多くて穏やかな胃気が少ないものを病脈といい、ただ弦の脈象のみで少しも穏やかな胃気がないものを死脈という。春の脈は胃気を根本としているのである。

問い：　夏の脈は鈎の脈象が現れるはずで、これに反するものが病態である。これに反するものとは何か。

答え：　脈気が来る時にしっかりしていて強硬なもの、これを太過といい、病変は体表にある。脈気が来る時に弱々しく微細なもの、これを不及といい、病変は体内にある。脈気が来る時に連続して絶え間なく、まるで並んだ玉環のようであり、また琅玕をなでるようなもの、これを平脈という。脈が来る時に正常よりも速さが増して、まるで鶏が足を挙

第十五難

げて疾走するようなものを病脈という。脈形は前が曲がっていて後が真っ直ぐであり、まるで革帯の鈎を手に持っているようなものを死脈という。夏の脈に微かに鈎の脈象が現れるものを平脈といい、鈎が多くて穏やかな胃気が少ないものを病脈といい、ただ鈎の脈象のみで少しも穏やかな胃気がないものを死脈という。夏の脈は胃気を根本としているのである。

　問い：　秋の脈は毛の脈象が現れるはずで、これに反するものが病態である。これに反するものとは何か。

　答え：　脈気が来る時にしっかりしていて強硬なもの、これを太過といい、病変は体表にある。脈気が来る時に弱々しく微細なもの、これを不及といい、病変は体内にある。脈気が来る時に車の幌のようにふんわりとして大きく軽やかにふくらみ、これを押さえるとますます大きく感じられるものを平脈という。上でもなく下でもなく滞った感じがあり、まるで鶏の羽毛をなでているようなものを病脈という。これを押さえると頼りなく浮いた感じがし、まるで羽毛が風に吹き散らされて定まらないようなものを死脈という。秋の脈に微かに毛の脈象が現れるものを平脈といい、毛が多くて穏やかな胃気が少ないものを病脈といい、ただ毛の脈象のみで少しも穏やかな胃気がないものを死脈という。秋の脈は胃気を根本としているのである。

　問い：　冬の脈は石の脈象が現れるはずで、これに反するものが病態である。これに反するものとは何か。

　答え：　脈気が来る時にしっかりしていて強硬なもの、これを太過といい、病変は体表にある。脈気が来る時に弱々しく微細なもの、これを不及といい、病変は体内にある。脈気が来る時には大きくて去る時には小さく、軟らかく滑らかでまるで鳥の嘴のようであるもの、これを平脈という。鳥が餌をついばむように絶え間なく、その中にわずかに休止があるものを病脈という。来る時にはまるでよりの解けた縄のよう、去る時にはまるで指で石を弾くようなものを死脈という。冬の脈に微かに石

—74—

の脈象が現れるものを平脈といい、石が多く穏やかな胃気が少ないものを病脈といい、ただ石の脈象のみで少しも穏やかな胃気がないものを死脈という。冬の脈は胃気を根本としているのである。

【原文】

胃者、水穀之海、主稟[1]。四時皆以胃気為本、是謂四時之変病、死生之要会也。

脾者、中州也、其平和不可得見、衰乃見耳。来如雀之啄[2]、如水之下漏[3]、是脾衰見也。

【書き下し】

胃なる者は、水穀の海、稟を主る。四時皆な胃気を以て本と為す、是れ四時の変病、死生の要会を謂う也。

脾なる者は、中州也、其の平和見るを得可からず、衰うれば乃ち見るる耳。来ること雀の啄むが如く、水の下漏するが如きは、是れ脾衰えて見るる也。

【注釈】

〔1〕 稟 (lǐn)： 「廩」に通じる。米倉である。ここでは人体に供給される栄養を指す。

〔2〕 雀の啄むが如し： ここでは脈象が堅くて鋭く途切れ途切れで一定していないことを形容している。

〔3〕 水の下漏するが如し： 漏は屋根から滴が落ちること。ここでは脈の来かたが緩慢で、屋根から滴が落ちるように、間を置いて水滴が落ちるようであることを形容している。

—75—

第十五難

【口語訳】

　胃は水穀の集まる海であり、人体に供給される栄養をつかさどっている。四季の脈象はすべて胃気を根本としているが、これは胃気の多少有無が四季の脈象の変化と疾病の軽重に影響し、予後の良し悪しの重要な決め手となることをいったものである。

　脾は中焦に属し、正常で穏やかな時にその脈象は、ふつう特に変わった所見がなく、脾気が衰弱した時にはじめて表に現れてくる。脈の来かたが雀が餌を啄むようなもの、屋根から水滴が滴るようなものは、脾が衰えることによって現れる脈象である。

【解説】

　本難では一年四季の正常な脈象と異常な脈象について述べている。所謂四季の正常な脈とは、四季の旺脈のことである。正常な脈と比べてみて、太過・不及・胃気の減少がある場合は病脈である。胃気がまったくなければ、それは死脈であり、予後は思わしくないことが多い。

　胃気は脈の根本であり、その源は脾胃である。脈に胃気があることは、正常であることの現れであり、胃気の多少は疾病の軽重を反映し、胃気の有無は予後の良し悪しに影響する。これが本難の基本思想であり、臨床上においても重要視されるべきものである。

　本難で述べていることは、その多くが『素問』平人気象論・『素問』玉機真臓論に見られ、ただ文字上少々異同があるだけである。例えば『素問』玉機真臓論では弦脈を「耎弱軽虚にして滑、端直　以て長」というが、本難では「濡弱にして長」であること、『素問』平人気象論では心の病脈を「喘喘として連属し、其の中　微曲す」というが、本難では腎の病脈を述べるのに用いられ、「啄啄として連属し、其の中　微曲す」となっていること等である。

—76—

第十六難

五臓の疾病の脈と証との関係を論ずる

【原文】

十六難曰：脈有三部九候[1]、有陰陽、有軽重、有六十首[2]、一脈変為四時、離聖久遠、各自是其法、何以別之。

然：是其病、有内外証。

其病為之奈何。

然：仮令得肝脈、其外証：善潔、面青、善怒；其内証：斉[3]左有動気[4]、按之牢若痛；其病：四肢満、閉淋、溲便難、転筋①。有是者肝也、無是者非也。

仮令得心脈、其外証：面赤、口乾、喜笑；其内証：斉上有動気、按之牢若痛；其病：煩心、心痛、掌中熱而宛[5]。有是者心也、無是者非也。

仮令得脾脈、其外証：面黄、善噫、善思、善味；其内証：当斉有動気、按之牢若痛；其病：腹脹満、食不消、体重節痛、怠堕嗜臥、四支[6]不収。有是者脾也、無是者非也。

仮令得肺脈、其外証：面白、善嚏、悲愁不楽、欲哭；其内証：斉右有動気、按之牢若痛；其病：喘欬、洒淅[7]寒熱。有是者肺也、無是者非也。

仮令得腎脈、其外証：面黒、善恐欠；其内証：斉下有動気，按之牢若痛；其病：逆気，小腹急痛、泄如[8]下重、足脛寒而逆。有是者腎也、無是者非也。

—77—

第十六難

【書き下し】

　十六難に曰く：脈に三部九候有り、陰陽有り、軽重有り、六十首有り、一脈変じて四時と為る、聖を離るること久しく遠く、各々自ら其の法を是とす、何を以て之を別たん。

　然り：是れ其の病、内外の証有り。

　其の病　之れを為すこと奈何。

　然り：仮令えば肝脈を得れば、其の外証は潔きを善み、面青く、善く怒る；其の内証は斉の左に動気有り、之れを按ずれば牢く、若しくは痛し；其の病は四肢満し、閉淋し、溲便難く、転筋す。是れ有る者は肝也、是れ無き者は非也。

　仮令えば心脈を得れば、其の外証は面赤く、口乾き、喜く笑う；其の内証は斉の上に動気有り、之れを按ずれば牢く、若しくは痛し；其の病は煩心し、心痛し、掌中熱して啘す。是れ有る者は心也、是れ無き者は非也。

　仮令えば脾脈を得れば、其の外証は面黄ばみ、善く噫し、善く思い、善く味みる；其の内証は斉に当たりて動気有り、之れを按ずれば牢く、若しくは痛し；其の病は腹脹満し、食　消せず、体重く節痛み、怠堕し臥を嗜み、四支収まらず。是れ有る者は脾也、是れ無き者は非也。

　仮令えば肺脈を得れば、其の外証は面白く、善く嚔し、悲しみ愁い楽しまず、哭さんと欲す；其の内証は斉の右に動気有り、之れを按ずれば牢く、若しくは痛し；其の病は喘欬し、洒淅として寒熱す。是れ有る者は肺也、是れ無き者は非也。

　仮令えば腎脈を得れば、其の外証は面黒く、善く恐れ欠す；其の内証は斉の下に動気有り，之れを按ずれば牢く、若しくは痛し；其の病は逆気，小腹急痛し、泄して下重く、足脛寒くして逆す。是れ有る者は腎也、是れ無き者は非也。

—78—

第十六難

【校勘】

①其病　四肢満、閉淋、溲便難、転筋：　『難経懸解』には「其病　満閉、溲便難、四肢転筋」に作る。

【注釈】

〔1〕　三部九候：　三部とは、寸・関・尺を指す。九候とは、毎部にそれぞれ浮・中・沈の三候があり、三部であわせて九候とするもの（第十八難を参照）。『素問』三部九候論では三部九候について、人体の頭・手・足を上・中・下の三部に分け、それぞれを更に天・地・人の三候に分け、あわせて九候としている。

〔2〕　六十首：　歴代の注家によって解釈が異なる。『難経本義』では『素問』方盛衰論の王注「奇恒六十首は、今の世に存せず。」に拠り、「則ち其の伝を失する者は、由来遠かり矣。」としている。

〔3〕　斉：　「臍」に通じる。

〔4〕　動気：　臍部或いはその周辺で自覚・他覚される拍動感を指す。これは経気の衝動がもたらすものである。

〔5〕　啘（yuě 噦）：　からえずき〔吐くものがないのに吐くこと〕、しゃっくり、の二通りの解釈がある。

〔6〕　支：　「肢」に通じる。

〔7〕　洒（xǐ 洗）淅：　寒さで身震いする様。

〔8〕　如：　「而」字として解する。

【口語訳】

第十六難の問い：　脈診には三部九候の方法があり、陰陽を判別する方法があり、指力の軽重による方法があり、六十首があり、一脈が四季にしたがって異なる変化をするのによる方法等がある。すでに古代の医学家から遠く隔たってしまった現在、一般の医者はその多くが自らの診断方法を正しいとしているが、一体どのようにしてその是非を見極めた

第十六難

らよいのか。

答え：　これらの疾病は、内部と外部の症状が現れるので判別できる。

問い：　これらの病の症状はどのようなものか。

答え：　例えば肝脈が診られる場合、病人の外部の症状は、清潔を好み、顔色は青く、怒りっぽい。病人の内部の症状は、臍の左側に動気があり、手で押さえてみると堅い感じがあるか痛みがある。その病症はまた、手足がはれ、小便が出なくなるか或いは出ても途切れ途切れ、大便がなかなか出なくて、筋肉の痙攣を起こす。これらの症状があれば肝の病で、これらの症状がなければ肝の病ではない。

例えば心脈が診られる場合、病人の外部の症状は、顔色が赤く、口の中が乾き、よく笑う。病人の内部の症状は、臍の上に動気があり、手で押さえると堅い感じがあるか痛みがある。その病症はまた、気持ちが悶悶として胸苦しく、心臓部が痛み、手のひらが熱くなってからえずきもする。これらの症状があれば心の病であり、これらの症状がなければ心の病ではない。

例えば脾脈が診られる場合、病人の外部の症状は、顔色が黄色く、げっぷがよく出て、物思うことが多くなり、食べ物の選り好みをする。病人の内部の症状は、臍部に動気があり、手で押さえると堅い感じがあるか痛みがある。その病症はまた、腹部が張り、食べた物が消化されず、体が重苦しく、手足の関節が痛み、だるくて力がなく、眠りたがり、手足がうまく動かない。これらの症状があれば脾の病であり、これらの症状がなければ脾の病ではない。

例えば肺脈が診られる場合、病人の外部の症状は、顔色が白く、しょっちゅうくしゃみをし、悲しみ憂えて気分が晴れず、すぐに泣き出す。病人の内部の症状は、臍の右に動気があり、手で押さえると堅い感じがあるか痛みがある。その病症はまた、喘息、せき、悪寒、発熱がある。これらの症状があれば肺の病であり、これらの症状がなければ肺の病ではない。

—80—

第十六難

　例えば腎脈が診られる場合、病人の外部の症状は、顔色が黒く、びく
びくしやすくなり、よくあくびをする。病人の内部の症状は、臍の下に
動気があり、手で押さえると堅い感じがあるか痛みがある。その病症は
また、気が逆上し、下腹部がひきつって痛み、下痢して脱落感があり、
すねが冷えてさわると冷たい。これらの症状があれば腎の病であり、こ
れらの症状がなければ腎の病ではない。

【解説】

　本難の答えは、問いと符合しない。『難経本義』では謝堅白の「此の篇
　三部九候以下共に六件を問う、而れども本経は並びに問う所に答えず、
欠文有るに似る。」を引いている。

第十七難

第十七難
脈象と病証が対応する場合と
相反する場合の予後を論ずる

【原文】

　十七難曰：経言病或有死、或有不治自愈、或連年月不已。其死生存亡、可切脈而知之耶。

　然：可尽知也。診病若閉目不欲見人者、脈当得肝脈強①急⁽¹⁾而長、而反得肺脈浮短而濇者、死也。

　病若開目而渇、心下牢者、脈当得緊実而数、反②得沈濇③而微⁽²⁾者、死也。

　病若吐血、復衄⁽³⁾血者、脈当沈細、而反浮大而牢者、死也。

　病若讝言妄語、身当有熱、脈当洪大、而反手足厥逆、脈沈細而微者、死也。

　病若大腹而泄者、脈当微細而濇、反緊大而滑者、死也。

【書き下し】

　十七難に曰く：経に言う、病みて或いは死する有り、或いは治せざるに自ら愈ゆる有り、或いは年月を連ねて已えず、と。其の死生存亡、脈を切して之れを知る可き耶。

　然り：尽く知る可き也。診るに病若し目を閉じて人を見ることを欲せざる者は、脈　当に肝脈の強・急にして長なるを得べし、而るに反って肺脈の浮・短にして濇なるを得る者は、死する也。

　病若し目を開きて渇し、心下牢なる者は、脈　当に緊・実にして数なるを得べし、反って沈・濇にして微なるを得る者は、死する也。

—82—

第十七難

　病若し血を吐き、復た鼽し衄血する者は、脈　当に沈・細なるべし、而るに反って浮・大にして牢なる者は、死する也。

　病若し譫言妄語せば、身　当に熱有るべく、脈　当に洪・大なるべし、而るに反って手足厥逆し、脈　沈・細にして微なる者は、死する也。

　病若し大腹にして泄する者は、脈　当に微・細にして濇なるべし、反って緊・大にして滑なる者は、死する也。

【校勘】

　①強：　『脈経』巻五扁鵲診諸反逆死脈要訣第五に「弦」に作る。

　②反：　この字の上に明本『難経』では「而」の字が有る。

　③濇：　明本『難経』では「濡」に作る。

【注釈】

　〔1〕　強急：　弦急の意味。

　〔2〕　微：　脈象の名称。脈が極めて軟弱で、あるようでもあり、ないようでもあり、はっきりしないものを微脈という。

　〔3〕　鼽(qiú 求)衄(nù 女去)：　鼽は鼻がつまること。衄は鼻血が出ること。

【口語訳】

　第十七難の問い：　医経に「病気になると、死に向かう場合や、治療を受けなくても自然に治る場合や，年月を積み重わるほど長引いて治らない場合がある」という。病人のこのような生死存亡の異なる経過帰結は、脈診の方法を通じて知ることができるだろうか。

　答え：　すべて脈診を通じて知ることができる。診察のとき、もし病人が目を閉じて人を見たがらなければ、脈象は肝の脈である強・急で長のものが現れるはずで、これに反して肺の脈である浮・短で濇のものが

―83―

第十七難

現れたら、死証である[1]。

　病人がもし目を開けていて口の中が渇き、心胸部以下が堅ければ、脈象は緊・実で数のものが現れるはずであるが、これに反して沈・濇で微の脈象が現れたら、これは死証である。

　病人がもし血を吐き、また鼻がつまって鼻血が出るようだったら、脈象は沈・細が現れるはずであるが、これに反して浮・大でしっかりした牢の脈象が現れたら、これは死証である。

　病人がもしたわごと・うわごとを言うようだったら、体には熱があり、洪・大の脈象が現れるはずである。これに反して手足が冷え、脈象が沈・細で微であったら、これは死証である。

　病人の腹部がもしふくれて下痢していれば、脈象は微・細で濇のはずであるが、これに反して緊・大で滑の脈象が現れたら、これは死証である。

【解説】

　一、本難では脈象と病症[2]とは一致すべきであり、脈象と病症が相反する場合、その予後は思わしくないことが多いことを述べている。本難で述べている脈象と病症に基づき、以下に簡略な分析を行う。

　目を閉じて人を見たがらないのは、肝が目に開竅していることによるもので、肝の病に属すが、強・急で長なのは肝脈であるから、脈象と病症は符合する。もし沈・短で濇である肺脈が現れたら、これは金が木に勝つことになり、脈象と病症とは相反することになる。

　目を開いていて口が渇き、心下が堅いのは、陽熱実証であるが、脈が緊・実で数なのは陽実の脈であるから、脈象と病症は符合する。もし沈・濇で微の脈象が現れたら、これは陰脈であり虚脈であるから、脈象と病症とは相反することになる。

　吐血・鼻血は出血という虚証であり、沈・細は虚脈であるから、脈象と病症は符合する。もし浮・大で牢の脈象が現れたら、これは実脈であ

—84—

るから、脈象と病症は相反することになる。

　たわごと・うわごとを口走るのは、熱病陽証に多く見られるので、体が熱く脈が洪・大であれば、脈象と病症は符合する。もし手足が冷え、脈象が沈・細で微であれば、これは寒象であり陰象であるから、脈象と病症は相反することになる。

　腹がふくれて下痢をするのは、脾腎陽虚の症候であり、微・細で濇は、陽虚の脈であるから、脈象と病症は符合する。もし緊・大で滑の脈象が現れたら、これは実脈であるから、脈象と病症は相反する。

　つまり、脈象と病症が符合すれば、予後は良好なことが多く、脈象と病症が相反すると予後は思わしくないことが多い。とはいえ、やはり具体的な状況に基づいて具体的な分析を行うべきであり、機械的に対処すべきではない。『難経彙注箋正』では「大いに失血するは是れ虚証、故に脈　当に沈・細なるべし、其の浮・大にして牢なるが如きは、脈　病と反す、固より宜しき所に非ず。然るに暴病の初に当たりて、気火僨張し、昇ること有るも降ること無く、脈来ること浮・大にして力有るは、是れ其の常態なり、果たして能く薬を投じて当を得れば、気降り火潜み、脈は即ち安靖し、亦た皆なは以て必ず死すと為す可からず。惟だ大吐大衄の後に在りては、失血すること已だ多し、而るに脈仍お実大なれば、則ち勢焔猶お盛んにして、根本支えず、斯れを危候と為す。抑々脱血して久しく病む或るに、脈反って弦大剛勁にして、全く和緩の態度無きは、即ち真臓脈為り、亦た治す可からず。」という。

　二、本難では「或いは治せざるに自ら愈ゆる有り、或いは年月を連ねて已えず」に対しては、答えが見あたらない。滑伯仁は欠漏があるのではないかと疑っている。『古本難経闡注』では「治せざるに自ら愈ゆ、は即ち十三難の相生脈なり；或いは年月を連ぬ、は即ち五十五難の積聚病の相い応ずるもの。」という。

—85—

第十七難

【訳注】

（１）　肝の脈である強・急で長、肺の脈である浮・頭で濇：　第十三難参照。

（２）　脈象と病症：　原文は「脈与症」である。一方、本難の標題の「脈象と病証」の原文は「脈証」である。「脈与症」は「脈証」を丁寧に表現したもので、症と証の違いはあるが両者は同じ事を言っているはずである。このように原書においては「症」と「証」の用法に厳密な区別がない。口語訳は原文の不統一にそのまま従っている。

第十八難

脈法における三部と臓腑経脈との対応及び積聚の慢性病の脈象を論ずる

【原文】

　十八難曰：脈有三部、部有四経[1]、手有太陰・陽明、足有太陽・少陰、為上下部[2]、何謂也。

　然：手太陰・陽明金也、足少陰・太陽水也、金生水、水流下行而不能上、故在下部也。足厥陰・少陽木也、生手太陽・少陰火、火炎上行而不能下、故為上部。手心主[3]・少陽火、生足太陰・陽明土、土主中宮、故在中部也。此皆五行子母更相生養者也。

　脈有三部九候、各何主之。

　然：三部者、寸・関・尺也。九候者、浮・中・沈也。上部法天、主胸以上至頭之有疾也；中部法人、主鬲以下至斉之有疾也；下部法地、主斉以下至足之有疾也。審而刺之者也。

【書き下し】

　十八難に曰く：脈に三部有り、部に四経有り、手に太陰・陽明有り、足に太陽・少陰有り、上下の部と為すは、何の謂ぞ也。

　然り：手の太陰・陽明は金也、足の少陰・太陽は水也、金は水を生じ、水流　下行して上ること能わず、故に下部に在る也。足の厥陰・少陽は木也、手の太陽・少陰の火を生ず、火炎　上行して下ること能わず、故に上部と為す。手の心主・少陽の火は、足の太陰・陽明の土を生ず、土は中宮を主る、故に中部に在る也。此れ皆な五行子母更々相い生養する者也。

　脈に三部九候有り、各々何れか之れを主る。

第十八難

　然り：三部なる者は、寸・関・尺也。九候なる者は、浮・中・沈也。上部は天に法り、胸以上頭に至るの疾有るを主る也；中部は人に法り、鬲以下斉に至るの疾有るを主る也；下部は地に法り、斉以下足に至るの疾有るを主る也。審にして之れに刺する者也。

【注釈】

　〔１〕　部に四経有り：　部とは、寸・関・尺の三部を指す。十二経は分かれて左右の寸・関・尺に属すので、部ごとにそれぞれ二経あることになり、両側で四経となる。それゆえ「部に四経有り」というのである。

　〔２〕　上下の部：　ここでの上部は寸部を指し、下部は尺部を指す。

　〔３〕　手の心主：　手の厥陰心包絡経のこと。

【口語訳】

　第十八難の問い：　脈には寸・関・尺の三部があり、各部にはそれぞれ四経がある。手の経には太陰肺経と陽明大腸経があり、足の経には太陽膀胱経と少陰腎経があり、上の寸部と下の尺部に分かれて属しているが、どうしてこのようにいえるのか。

　答え：　手の太陰肺経と手の陽明大腸経は金に属し、足の少陰腎経と足の太陽膀胱経は水に属し、金は水を生じることができ、水の性質は下に向かって流れて上に向かうことができないため、下の尺部に属するのである。足の厥陰肝経と足の少陽胆経は木に属し、手の太陽小腸経と手の少陰心経の火を生じることができ、火の性質は炎が上って下に向かうことができないため、上の寸部に属するのである。手の心主心包絡経と手の少陽三焦経は火に属し、足の太陰脾経と足の陽明胃経の土を生じることができ、土の方位は中央であるため、中の関部に属するのである。これらは皆五行の母子が順繰りに相生する関係によるものである。

　問い：　脈診に三部九候があるが、各部はそれぞれどんな疾病を診断

—88—

できるのか。

　答え：　三部というのは、寸・関・尺のことである。九候というのは、各部にそれぞれ浮・中・沈があることである。上部の寸脈は天が上にあるのになぞらえて、胸部から頭部までの疾病の診断を主る。中部の関脈は人が天地の中間にいるのになぞらえて、横隔膜から臍部までの疾病の診断を主る。下部の尺脈は地が下にあるのになぞらえて、臍部から足部までの疾病の診断を主る。疾病がどの部にあるか詳しく調べてから、刺針して治療を行う。

【原文】

　人病有沈滞久積聚、可切脈而知之耶。

　然：診病①在右脇有積気、得肺脈結、脈結甚則積甚、結微則気微。

　診不得肺脈、而右脇有積気者、何也。

　然：肺脈雖不見、右手脈当沈伏。

　其外痼疾[1]同法耶、将異也。

　然：結者、脈来去時一止、無常数、名曰結也。伏者、脈行筋下也。浮者、脈在肉上行也。左右表裏、法皆如此。仮令脈結伏者、内無積聚、脈浮結者、外無痼疾；有積聚脈不結伏、有痼疾脈不浮結。為脈不応病、病不応脈、是為死病也。

【書き下し】

　人の病に沈滞して久しく積聚するもの有り、脈を切して之れを知る可き耶。

　然り：病を診て右脇に在りて積気有り、肺脈の結を得るに、脈の結すること甚だしければ則ち積甚だしく、結すること微なれば則ち気は微。

—89—

第十八難

診るに肺脈を得ず、而るに右脇に積気有る者は、何ぞ也。

然り：肺脈見れずと雖も、右手の脈　当に沈・伏なるべし。

其の外　痼疾も法を同じくする耶、将た異なる也。

然り：結なる者は、脈の来去する時一たび止み、常数無きもの、名づけて結と曰う也。伏なる者は、脈　筋下を行く也。浮なる者は、脈　肉上に在りて行く也。左右表裏、法皆な此くの如し。仮令えば脈の結・伏なる者なれど、内に積聚無し、脈の浮・結なる者なれど、外に痼疾無し；積聚有るも脈　結・伏せず、痼疾有るも脈　浮・結せず。脈　病に応ぜず、病　脈に応ぜずと為し、是れを死病と為す也。

【校勘】

①病：　もとは無く、明本『難経』に拠って補う。

【注釈】

〔1〕痼 (gù 固) 疾：　長く治療しても治らない比較的頑固な慢性の疾病を指す。

【口語訳】

問い：　人の病には体内に深く潜伏して長い間留まっている積聚の病があるが、脈診を通じて知ることができるだろうか。

答え：　診察してみて病人の右脇部に積聚の気があり、脈診でも肺部の脈に結の脈象が見られる時、結脈が甚だしいものは積聚もひどく、結脈が微かなものは積聚の気も軽微である。

問い：　脈診の時に肺部に結脈が見られないのに、病人の右脇部に積聚の気がある場合は、これはどういうわけか。

答え：　肺部の脈に結脈が見られなくても、右手の脈象は沈・伏のはずである。

問い：　もし病人の身体に痼疾がある場合は、同じような方法で診断してよいのだろうか。或いはそのほかに違った診断方法があるのだろうか。

　答え：　所謂結脈とは、脈拍がときどき一回休止し、休止する回数に一定の決まりがないもので、これを結脈という。所謂伏脈とは、脈気が筋層の下を行くものである。所謂浮脈とは、脈気が肌肉層の上を行くものである。病が左にあっても、右にあっても、外にあっても、内にあっても脈診の方法は皆このようにするのである。例えば脈象が結で伏であるのに、内部に積聚がない場合、脈象が浮で結であるのに、外部に痼疾がない場合、或いは内に積聚があるが脈には結・伏が現れない場合、外に痼疾があるが脈に浮・結が現れない場合、などは脈象が病証と符合しないか、或いは病証が脈象と符合しないもので、みな治療が困難な病証である。

【解説】

　一、本難では左右の寸・関・尺三部と臓腑経絡との対応関係を述べ、臨床において臓腑の疾病を診察する部位とすることが、主な内容となっている。その対応原理は五行相生の説を根拠とし、順繰りに相生する一つの循環関係を形成している。ここに原文の論述に基づいて表を以下に挙げる。

左右の寸・関・尺三部と臓腑経脈の対応表

三部 左右手	寸	関	尺
左	手少陰心 　　　　　（火） 手太陽小腸	足厥陰肝 　　　　　（木） 足少陽胆	足少陰腎 　　　　　（水） 足太陽膀胱
右	手太陰肺 　　　　　（金） 手陽明大腸	足太陰脾 　　　　　（土） 足陽明胃	手厥陰心包絡 　　　　　（火） 手少陽三焦

第十八難

　『難経』以後、歴代の多くの医家が左右の寸・関・尺三部と臓腑経脈の対応関係を論述しているが、やや差異があるので、参考までに数家を選んでその対照表を以下に掲げる。

寸・関・尺三部と臓腑の対応の異同対照表

臓腑対応左右三部 医家姓名	寸		関		尺	
	左	右	左	右	左	右
王　叔　和	心 小腸	肺 大腸	肝 胆	脾 胃	腎 膀胱	腎 命門
李　瀬　湖	心 膻中	肺 胸中	肝 胆	脾 胃	腎 膀胱 小腸	腎 命門 大腸
張　景　岳	心 心包絡	肺 膻中	肝 胆	脾 胃	腎 膀胱 大腸	腎 三焦 命門 小腸

　『難経』及び上記の表の三家の説をみると、五臓の部位は基本的には一致しているが、六腑の部位だけ少々違いがある。『難経』・王叔和[1]は臓腑の対応関係から、小腸を左の寸に配し、大腸を右の寸に配している。李瀬湖[2]は陽は左で陰は右、陽は上で陰は下の意義から、上にある小腸を左の尺に配し、下にある大腸を右の尺に配している。張景岳[3]は金水相生の意から、大腸（金に属す）を左の尺（腎は水に属す）に配し、火は火の位に帰すという意から、小腸（火に属す）を右の尺（三焦、命門もまた火に属す）に配している。臓腑の対応は五臓を主としているため、腑を臓に配するほうが、やや理にかなっている。臨床で運用する際には、この対応方法は、ある状況下では診断の助けとなるが、それに拘泥すべき

—92—

ではない。

二、本難の「然り：三部なる者は、寸・関・尺也、……審にして諸れに刺する也。」[4]について、『難経本義』に謝堅白は「当に是れ十六難中の答詞なるべし、錯簡して此こに在り。」といっている。参考までに挙げておく。

三、脈象から積聚と瘤疾を判別することについて、本難では積聚の病は裏にあるから、脈は結・伏であるべきで、瘤疾の病は表にあるから、脈は浮・結であるべきだとする。積聚と瘤疾になぜ結脈が現れるかというと、積聚の病は多くが気の停滞或いは血の凝滞によって起こるからである。瘤疾がいつまでも治らない慢性病となってしまうと、必ず気血の運行に支障を来すが、結脈はまさしく気血が阻まれ滞っている現れなのである。臨床からみると、積聚と瘤疾には、必ずしも結脈が現れるとは限らないし、結脈が現れている病人が必ずしも積聚と瘤疾であるとは限らない。よって所謂「脈　病に応ぜず、病　脈に応ぜず、是れを死病と為す」の説には、柔軟に対処すべきである。

『難経経釈』に「人病以下　末に至るまで、前文と類せず、疑うらくは是れ五十二・五十五・五十六等の難内の錯簡ならん。」とある。参考にされたい。

【訳注】

（１）　王叔和：　魏晋時代の著名な医家。名は熙。『脈経』十巻を著して古代の脈学の総括を行い、張仲景の『傷寒雑病論』を整理した。

（２）　李瀬湖：　1518～1593。名は時珍、字は東壁、晩号が瀬湖。『本草綱目』五十二巻、『瀬湖脈学』一巻、『奇経八脈考』一巻などを著した。

（３）　張景岳：　1563～1640。名は介賓、字は会卿、号が景岳。『類経』三十二巻、『類経図翼』十一巻、『類経附翼』四巻などを著した。

（４）　「然り：三部……諸れに刺する也」：　前出の【原文】と文字・句読点に異同があるのは、原書にそのまま従ったためである。

―93―

第十九難

第十九難
男女における正常な脈と
異常な脈について論ずる

【原文】

　十九難曰：経言脈有逆順[1]、男女有恒。而反者、何謂也。

　然：男子生於寅、寅為木、陽也。女子生於申、申為金、陰也。故男脈在関上、女脈在関下。是以男子尺脈恒弱、女子尺脈恒盛、是其常也。反者、男得女脈、女得男脈也。

　其為病何如。

　然：男得女脈為不足、病在内；左得之、病在左、右得之、病在右：随脈言之也。女得男脈為太過、病在四肢；左得之、病在左、右得之、病在右：随脈言之。此之謂也。

【書き下し】

　十九難に曰く：経に言う、脈に逆順有り、男女に恒有り、と。反するが而き者は、何の謂ぞ也。

　然り：男子は寅に生まれ、寅は木と為し、陽也。女子は申に生まれ、申は金と為し、陰也。故に男脈は関上に在り、女脈は関下に在り。是こを以て男子の尺脈は恒に弱く、女子の尺脈は恒に盛ん、是れ其の常也。反する者は、男は女脈を得、女は男脈を得る也。

　其の病為るや何如。

　然り：男　女脈を得るを不足と為し、病　内に在り；左に之れを得れば、病　左に在り、右に之れを得れば、病　右に在り：脈に随いて之れを言う也。女　男脈を得るを太過と為し、病　四

—94—

肢に在り；左に之れを得れば、病　左に在り、右に之れを得れば、病　右に在り：脈に随いて之れを言う。此れを之れ謂う也。

【注釈】

〔1〕　逆順：『難経本義』に「脈に逆順有りとは、男女相い比べて言う也。男脈は関上に在り、女脈は関下に在り；男子の尺脈は恒に弱く、女子の尺脈は恒に盛ん；此れ男女の別也。逆順と云う者は、男の順は、女の逆也；女の順は、男同じならざる也。」という。

【口語訳】

第十九難の問い：　医経に「脈象には逆と順があり、男女においては一定の法則がある。」とある。もし一定の法則と相い反したとすれば、それはどんな状況であろうか。

答え：　男子は寅に生まれ、寅は五行では木であり、陽に属す。女子は申に生まれ、申は五行では金であり、陰に属す。そのため男脈は常に関上の寸部に盛んで、女脈は常に関下の尺部に盛んである。よって男子の尺脈は常に虚弱で、女子の尺脈は常に強くて盛んであり、これが男女の脈の正常なありかたである。法則と相い反するというのは、つまり男子に尺部の盛んな女脈が診られ、女子に尺部の弱い男脈が診られることである。

問い：　相い反する脈象の発病状況はどのようであるか。

答え：　男子に女脈が診られるのは、不足の虚証であり、病は内にある。左側にこの脈が診られる場合、病は左側にあり、右側に診られる場合、病は右側にある。脈象の部位によって疾病の所在を説明するのである。女子に男脈が診られるのは、太過の実証で、病は四肢にある。この脈が左側に診られる場合、病は左側にあり、右側に診られる場合、病は右側にある。脈象の部位によって疾病を説明するのである。これが相い反する脈象の発病状況である。

第二十難

第二十難

陰陽伏匿の脈象を論ずる

【原文】

　二十難曰：経言脈有伏匿[1]。伏匿於何臓而言伏匿邪。

　然：謂陰陽更相乗、更相伏[2]也。脈居陰部而反陽脈見者、為陽乗陰也、雖陽脈①時沈濇而短、此謂陽中伏陰也；脈居陽部而反陰脈見者、為陰乗陽也、雖陰[1]脈①時浮滑而長、此謂陰中伏陽也。

　重陽[3]者狂、重陰[4]者癲。脱陽者見鬼、脱陰者目盲。

【書き下し】

　二十難に曰く：経に言う、脈に伏匿有り、と。何れの臓に伏せ匿るるをして伏匿と言う邪。

　然り：陰陽更々相い乗じ、更々相い伏すを謂う也。脈　陰部に居りて反って陽脈の見るる者は、陽　陰に乗ずと為す也、陽脈時に沈・濇にして短と雖も、此れ陽中に陰を伏すと謂う也；脈　陽部に居りて反って陰脈の見るる者は、陰　陽に乗ずと為す也、陰脈時に浮・滑にして長と雖も、此れ陰中に陽を伏すと謂う也。

　陽を重ぬる者は狂、陰を重ぬる者は癲。陽を脱せし者は鬼を見、陰を脱せし者は目盲す。

【校勘】

　①雖陽脈；雖陰脈：　もとは「脈雖」二字に作った。『難経彙注箋正』にいう「『千金翼』を考うれば則ち『雖陽脈時沈濇而短』『雖陰脈時浮滑

—96—

而長』に作る。乃ち始めて明白了解、今本難経の訛を証す可し。」を正しいものと考え、拠って改める。

【注釈】

〔１〕 伏匿(nì 逆)： 伏は、隠れ伏すこと。匿は、潜み隠れること。

〔２〕 陰陽更々相い乗じ、更々相い伏す： 陰は尺部、または沈で濇で短の脈象を指す。陽は寸部、または浮で滑で長の脈象を指す。「更々相い乗ず」とは、陰脈が陽部に乗じて襲い、陽脈が陰部に乗じて襲うというように、陰陽が相互に乗じて襲うことを指す。「更々相い伏す」とは、陰脈中に陽脈が隠れ伏し、陽脈中に陰脈が隠れ伏すというように、陰陽が相互に潜伏することを指す。

〔３〕 重(chóng 虫)陽： 尺部・寸部に均しく陽脈が現れることを指す。重は重複、重なるの意味。

〔４〕 重陰： 尺部・寸部に均しく陰脈が現れることを指す。

【口語訳】

第二十難の問い： 医経に「脈象には隠れて潜伏するものがある」という。どの臓に隠れて潜伏することにより、「隠れて潜伏する」というのであろうか。

答え： これは陰脈・陽脈が相互に乗じて襲い、相互に隠れ伏すことをいったものである。脈が陰部にあるのに、反対に浮で滑で長の陽脈が見られるのは、陽脈が陰部に乗じて襲っているものであり、時に陽脈に沈で濇で短である陰脈が見られることがあるが、これを陽脈中に陰脈が隠れ伏しているという。脈が陽部にあるのに反対に沈で濇で短の陰脈が現れているのは、陰脈が陽部に乗じて襲っているものであり、時に陰脈に浮で滑で長である陽脈が見られることがあるが、これを陰脈中に陽脈が隠れ伏しているという。

尺部・寸部ともに陽脈が現れるものは狂症であり、尺部・寸部ともに

—97—

第二十難

陰脈が現れるものは癲症である。陽気が失われてしまうと幽霊のような幻覚を生じ、陰気が失われてしまうと両目が見えなくなる。

【解説】

　癲病は陰証に属し、狂病は陽証に属す。陰の性質は静なので、発病すると痴呆症や、憂鬱症が多くみられる。陽の性質は動なので、発病すると哭いたり笑ったりで落ち着かず、騒ぎ回ってじっとしていないことが多い。『難経経釈』に「狂なる者は陽疾、癲なる者は陰疾。邪気既に盛んにして、其の神を傷るに至る、故に其の病此くの如し。」という。所謂「陽を脱せし者は鬼を見る」とは、陽は気であり、陽気が失われると、精神に異常を来すために、視覚が錯乱し、幽霊のような幻覚を生じるということである。所謂「陰を脱せし者は目盲す」とは、陰は精であり、五臓六腑の精気はすべて目に注いでいて、精気が失われると、目を養うことができなくなるので、両目が見えなくなるということである。

　本難の原文について『難経本義』では「此れ五十九難の文、錯簡して此こに在り。」とする。参考にされたい。

【訳注】

（１）　陰：　原文は「陽」に作るが、【校勘】及び【口語訳】によって「陰」に作るのが正しいと考え、改めた。

第二十一難

身体の病態と脈の病象との関係を論ずる

【原文】

二十一難曰：経言人形病、脈不病、曰生；脈病、形不病、曰死。何謂也。

然：人形病、脈不病、非有不病者也、謂息数不応脈数[1]也。此大法。

【書き下し】

二十一難に曰く：経に言う、人　形病みて、脈病まざるを、生と曰う；脈病みて、形病まざるを、死と曰う、と。何の謂ぞや也。

然り：人　形病みて、脈病まざるは、病まざる者有るにあらざる也、息数　脈数に応ぜざるを謂う也。此れ大法。

【注釈】

〔1〕　息数　脈数に応ぜず：　病人の呼吸と脈拍数の比率が符合しないことを指す。

【口語訳】

第二十一難の問い：　医経に「人の身体に病態が見られても、脈診では病象が見られないものを生といい、脈診では病象が見られるのに、身体には病態が見られないものを死という」という。これはどういうことか。

—99—

第二十一難

　答え：　人の身体に病態が見られるのに、脈診では病象が見られない
とは、脈象に本当に病気がないのではなく、呼吸の回数と脈拍の回数が
一致しないことを説いたものなのである。これは疾病を診察するための
重要な方法である。

【解説】

　本難では主に脈象と病証の関係を討論し、病証を捨て脈に従うという
弁証方法を明確に述べることに重点を置いて、脈診の重要性を説明して
いる。

　本難の答えの部分は、文が不完全であり、理解しにくい。『難経本義』
に謝堅白は「按ずるに本経の答文、詞意　属せず、脱誤有るに似る。」と
いう。参考にされたい。

第二十二難
是動病・所生病と気血の先後との
関係を論ずる

【原文】

　二十二難曰：経言脈[1]有是動、有所生病。一脈変為二病者、何也。

　然：経言是動者、気也；所生病者、血也。邪在気、気為是動；邪在血、血為所生病。気主呴[2]之、血主濡之[3]。気留而不行者、為気先病也；血壅而不濡者、為血後病也。故先為是動、後所生病①也。

【書き下し】

　二十二難に曰く：経に言う、脈に是動有り、所生病有り、と。一脈変じて二病と為る者は、何ぞ也。

　然り：経に是動と言う者は、気也；所生病なる者は、血也。邪　気に在れば、気は是動と為る；邪　血に在れば、血は所生病と為る。気は之れを呴むるを主り、血は之れを濡すを主る。気留りて行かざる者は、気　先に病むと為す也；血壅がりて濡さざる者は、血　後に病むと為す也。故に先を是動と為し、後は所牛病也。

【校勘】

　①病：　もとはなかった。『難経集注』黄氏重刻佚存叢書本に拠って補う。

—101—

第二十二難

【注釈】

〔1〕 脈： 十二経脈を指す。

〔2〕 気は之れを呴（xǔ 許）むるを主る： 呴は煦と同じで、暖めるの意味。気が陽に属すことは、気がよく人体を暖め、皮膚分肉の間に薫蒸することをいう。そのため「気は之れを呴むるを主る」という。

〔3〕 血は之れを濡すを主る： 濡は滋養を与えること。血が陰に属すことは、血がよく筋肉・皮膚・骨を潤し、関節を滑らかにし、臓腑を養うことをいう。そのため「血は之れを濡すを主る」というのである。

【口語訳】

第二十二難の問い： 医経に「十二経脈には、是動病と所生病がある」という。一つの経脈の病変が二つの病状に分かれるのは、どういうわけか。

答え： 医経にいう是動病とは、気の病で、所生病は、血の病である。邪が気の分にある時の気の病変が是動病である。邪が血の分にある時の血の病変が所生病である。気の働きは人体を暖めることであり、血の働きは全身を潤し養うことである。気機(1)が阻害され停滞してスムーズに運行できないのは、気が先に病変を生じたためである。血脈が塞がれて体を潤し養うことができないのは、血が後に病変を生じたためである。そのため最初に発生するのが是動病で、後に発生するのが所生病となる。

【解説】

本難では十二経脈の病状が、是動病と所生病に分かれることを概述し、是動病の病変は気の分にあり、所生病の病変は血の分にあるとする。気は血の帥であり、血は気に随って行くため、気が先に病んで血が後に病むというのである。とはいえ血が先に病んで気が後に病む場合もあるので、それにこだわるべきではない。

―102―

第二十二難

　本難に「経に言う」とあるのは、『霊枢』経脈篇に由来する。是動病と所生病について、歴代の注家によって多くの異なった解釈がなされている。例えば『難経集注』の虞庶によれば、是動とは「常に反するの動きを言う也」であり、「脈動　常に反す、故に所生病有りと云う。」である。『類経』では、是動病とは「常を変じて病を為す」であり、所生病は「凡そ五臓に在れば、則ち各々臓の生ずる所の病を言う；凡そ六腑に在れば、則ち或いは気を言い、或いは血、或いは脈或いは筋、或いは骨或いは津液を言う。」である。『黄帝内経霊枢集注』では是動病を「病　外に因る」とし、所生病を「病　内に因る」とする。『難経経釈』では「是動の諸病は、乃ち本経の病なり。所生の病は、則ち類を以て推して旁_{かたわ}ら他経に及ぶ者なり。」とする。諸説紛々である。しかしどれもその中の病状のある一面を説明できるだけで、その病状のすべてを総括するには足りない。しばらくは疑問のまま残し後の研究に待ちたい。

【訳注】

　（1）　気機：　機能活動を包括的に指すことばで、臓腑器官の生理的或いは病理的活動を概括する場合に用いられる。

—103—

第二篇　経　絡

　経絡学説は、我が国の医学理論体系の重要な構成部分である。経絡学説は中国医学の臨床各科、特に鍼灸科に対し、重要な指導的役割を担っている。

　本篇には第二十三難から二十九難までを含み、経絡学説中、経絡の長さと流れ注ぐ順序、陰陽各経の気が絶したときの症状と予後、十二経脈と十五別絡との関係、及び奇経八脈の問題などを重点的に説いている。また手の厥陰心包経は手の少陰心経の「別脈」であるため、五臓六腑は十一であるが、経脈は十二あるという見解を述べている。

　奇経八脈については、『内経』の中にすでに記載されているものの、系統的には説かれていない。本篇では奇経八脈の意味と内容、順行する部位と起点・終点、十二経脈との関係、及び発病の症候などについて、いずれもかなり系統的に述べている。

第二十三難

第二十三難
経脈の長さと順行、及び診断における
寸口・人迎脈の重要性を論ずる

【原文】

二十三難曰：手足三陰三陽、脈之度数[1]、可暁以不。

然：手三陽之脈、従手至頭、長五尺、五六合三丈。

手三陰之脈、従手至胸中、長三尺五寸、三六一丈八尺、五六三尺、合二丈一尺。

足三陽之脈、従足至頭、長八尺、六八四丈八尺。

足三陰之脈、従足至胸、長六尺五寸、六六三丈六尺、五六三尺、合三丈九尺。

人両足蹻脈[2]、従足至目、長七尺五寸、二七一丈四尺、二五一尺、合一丈五尺。

督脈・任脈[3]、各長四尺五寸、二四八尺、二五一尺、合九尺。

凡脈長一十六丈二尺、此所謂①経脈長短之数也。

【書き下し】

二十三難に曰く：手足の三陰三陽、脈の度数、暁す可きや以た不や。

然り：手の三陽の脈、手従り頭に至る、長さ五尺、五六合して三丈。

手の三陰の脈、手従り胸中に至る、長さ三尺五寸、三六　一丈八尺、五六　三尺、合して二丈一尺。

足の三陽の脈、足従り頭に至る、長さ八尺、六八　四丈八尺。

—106—

第二十三難

　足の三陰の脈、足従り胸に至る、長さ六尺五寸、六六　三丈六尺、五六　三尺、合して三丈九尺。

　人の両足の蹻脈、足従り目に至る、長さ七尺五寸、二七　一丈四尺、二五　一尺、合して一丈五尺。

　督脈・任脈、各々長さ四尺五寸、二四　八尺、二五　一尺、合して九尺。

　凡て脈の長さ一十六丈二尺、此れ所謂経脈の長短の数他。

【校勘】

　①謂：　この下にもと「十二」の二字があったが、明本『難経』に拠って刪る。

【注釈】

　〔1〕　度数：　経脈の長短を表す尺寸の数を指す。(「同身寸」で計る)

　〔2〕　蹻脈：　奇経八脈中の陰蹻と陽蹻の二脈。体の左右両側に分布し、外側が陽蹻、内側が陰蹻で、両足であわせて四条である。陰蹻脈・陽蹻脈はともに跟から起こり、別々に上行し、目の内眥で交わる。手足の運動及びまぶたの開閉を調節する働きを持つ。蹻には軽快な足取りの意味がある。またくるぶしの下を蹻という。

　〔3〕　督脈・任脈：　ともに奇経八脈に属す。督脈は諸陽脈を総監督し、陽脈の海であるので、督と名付けられている。任脈は諸陰経を統べ任い、陰脈の海であるので、任と名付けられている。任にまた「懐妊養育」の意味があることは、任脈が「胎盤を主る」働きも備えていることを示している。

【口語訳】

　第二十三難の問い：　手足の三陰経と三陽経について、これらの経脈の長短の尺寸の数値についてわかりやすく述べてもらえないだろうか。

—107—

第二十三難

答え： 手の三陽の経脈では、手の指から頭部までの長さは、左右六条がそれぞれ五尺で、五に六を乗じて合計三丈である。

手の三陰の経脈では、手の指から胸中までの長さは、左右六条がそれぞれ三尺五寸で、三に六を乗じて一丈八尺、五に六を乗じて三尺、合計二丈一尺である。

足の三陽の経脈では、つま先から頭部までの長さは、左右六条がそれぞれ八尺で、六に八を乗じて合計四丈八尺である。

足の三陰の経脈では、つま先から胸中までの長さは、左右六条がそれぞれ六尺五寸で、六に六を乗じて三丈六尺、五に六を乗じて三尺、合計三丈九尺である。

人体の両足の陽蹻脈と陰蹻脈では、くるぶしから目までの長さは、左右二条がそれぞれ七尺五寸、二に七を乗じて一丈四尺、二に五を乗じて一尺、合計一丈五尺である。

督脈と任脈では、それぞれ四尺五寸、二に四を乗じて八尺、二に五を乗じて一尺、合計九尺である。

以上の経脈の全長は十六丈二尺であり、これがつまり経脈の長短の数値なのである。

【原文】

経脈十二、絡脈十五[1]、何始何窮也。

然：経脈者、行血気、通陰陽、以栄於身者也。其始従中焦[2]、注手太陰・陽明；陽明注足陽明・太陰；太陰注手少陰・太陽；太陽注足太陽・少陰；少陰注手心主・少陽；少陽注足少陽・厥陰；厥陰復還注手太陰。

別絡十五、皆因其原[3]、如環無端、転相灌漑、朝[4]於寸口・人迎、以処百病、而決死生也。

経云：明知終始[5]、陰陽定矣。何謂也。

—108—

第二十三難

然：終始者、脈之紀也。寸口・人迎、陰陽之気通於朝使[6]、如環無端、故曰始也。終者、三陰三陽之脈絶、絶則死。死各有形、故曰終也。

【書き下し】

経脈十二、絡脈十五、何いずくに始まり何いずくに窮きわまる也。

然り：経脈なる者は、血気を行らせ、陰陽を通じ、以て身を栄なする者也。其の始めは中焦従りし、手の太陰・陽明に注ぐ；陽明より足の陽明・太陰に注ぐ；太陰より手の少陰・太陽に注ぐ；太陽より足の太陽・少陰に注ぐ；少陰より手の心主・少陽に注ぐ；少陽より足の少陽・厥陰に注ぐ；厥陰より復た還りて手の太陰に注ぐ。

別絡十五、皆な其の原因よりし、環に端無きが如く、転じて相い灌漑し、寸口・人迎に朝し、以て百病に処し、而して死生を決する也。

経に云う：明らかに終始を知れば、陰陽定まれ矣りと。何の謂ぞや也。

然り：終始なる者は、脈の紀也。寸口・人迎は、陰陽の気　朝使に通じ、環に端無きが如し、故に始と曰う也。終なる者は、三陰三陽の脈　絶え、絶ゆれば則ち死す。死に各々形有り、故に終と曰う也。

【注釈】

〔1〕　絡脈十五：　十二経脈にはそれぞれ一絡があり、それに陽絡・陰絡・脾の大絡を加えた十五絡脈を指す。その中で陽絡・陰絡は陽蹻の絡と陰蹻の絡を指し、『霊枢』経脈篇でいう十五絡とは少し異なる。詳しくは第二十六難を参照。

〔2〕　其の始めは中焦従りす：　始は開始。飲食物が胃に入ると、胃

—109—

第二十三難

の分解・消化、脾の消化・輸送の働きを経て、そのエッセンスは吸収され、上って心肺に注いで気血に変化してから、経脈を通じて全身に運ばれる。そのため「其の始めは中焦従りす」というのである。

〔3〕 別絡十五、皆な其の原因りす：　因は、随う。原は、源の意。別絡十五はすべて経脈から分かれ出た支流で、経脈と同じ源から出て、その経脈に随って一緒に運行する、という意味。

〔4〕 朝：　『難経本義』に「朝とは、猶お朝会の朝のごとし。」という。あつまるの意味。

〔5〕 終始：　始とは、脈気の始まりを指す。終とは、脈気の終息を指す。『難経本義』に「始は生物の始の如し。終は生物の窮の如し。生死を知らんと欲すれば、脈以て之れを候う。」とある。

〔6〕 陰陽の気　朝使に通ず：　通は、互いに通じること。朝は注釈〔4〕に同じ。使は派遣される使者のこと。第一難に「寸口なる者は、脈の大会、手の太陰の脈動也。」「栄衛は陽に行くこと二十五度、陰に行くことも亦た二十五度、一周と為す也、故に五十度にして復た手の太陰に合す(1)。」とある。そのため「朝使」によって人体の陰陽の気が寸口にあつまり、またここから再び全身に行くことを説明したのである。

【口語訳】

　問い：　経脈は十二、絡脈は十五あるが、これらはどこから始まってどこで終わるのか。

　答え：　人体の経脈は、気血をめぐらし、陰陽をゆきわたらせて全身を養うものである。経脈は中焦より始まり、先ず手の太陰肺経・手の陽明大腸経に流れ注ぐ。更に手の陽明大腸経から足の陽明胃経・足の太陰脾経に流れ注ぐ。続いて足の太陰脾経から手の少陰心経・手の太陽小腸経に流れ注ぐ。それからまた手の太陽小腸経から足の太陽膀胱経・足の少陰腎経に流れ注ぐ。続いて足の少陰腎経から手の心主(即ち手の厥陰)心包絡・手の少陽三焦経に流れ注ぐ。それからまた手の少陽三焦経から

—110—

第二十三難

足の少陽胆経・足の厥陰肝経に流れ注ぐ。最後に足の厥陰肝経から再び
また戻って手の太陰肺経に流れ注ぐ。

　別絡十五は、皆その源である経脈に随ってともに運行するが、それは
あたかも円環のようであり、気血を輸送して共同で全身を灌漑し、寸口
・人迎に会集する。そのため寸口・人迎の診察を通して、各種の疾病に
対処することができ、またそれによって予後の良し悪しを決めることが
できるのである。

　問い：　医経に「脈気の終始がわかれば、人体の陰陽が協調している
かどうか判別することができる。」とある。なぜこのようにいえるのか。

　答え：　脈気の終始は、脈法の綱紀である。寸口と人迎は手の太陰が
脈動するところであり、人体の陰陽の気がここへ会集するとともにまた
ここから全身に行き、円環のように繰り返し循環するので、脈気の始ま
りというのである。脈気の終わりというのは、三陰三陽経の脈気がすで
に絶え尽きてしまったことをいい、脈気が絶え尽きてしまうと死んでし
まうが、死ぬ時にはそれぞれ異なった徴候が現れるため、脈気の終わり
というのである。

【解説】

　一、本難では十二経脈と督脈・任脈・蹻脈の長さと流れ注ぐ順序、及
び手足の三陰三陽経脈の連結状況、更に互いに表裏関係にある両経間の
連係が十五別絡を通じて強められ、一つの循環流入の統一体が形成され
ていることを述べる。経脈の主要な働きは「血気を行らせ、陰陽を通じ、
以て身を栄す。」である。経脈は内は臓腑につらなり、外は肢節につなが
っているので、気血の運行は経脈を通じて内外に流れ注ぎ、それによっ
て全身を養うのである。

　経脈の長さについては、本難と『霊枢』脈度篇の記載は同じであるが、
ただ文字が少々異なっている。その数値は、督脈・任脈を同じ長さとす
る；奇経八脈では督・任・蹻脈だけを計算し、衝・帯・陽維・陰維脈に

—111—

第二十三難

は言及しない；蹻脈には陰蹻・陽蹻があり、両足では四条であるべきものが、二条しか計算されていない。『霊枢』脈度篇の中には「男子は其の陽を数え、女子は其の陰を数え、数に当たる者を経と為し、数に当たらざる者を絡と為す也。」という説がある。『難経本義』では専ら陰蹻を指していったものとしている。これらの解釈も、参考とするに値する。

　二、寸口だけを取って疾病を診断する原理については、第一難中ですでに述べていたが、本難では更に一歩進めて診断における寸口脈の重要性を説明している。寸口・人迎の部位については、二つの見解があり、一つは手の太陰経の動脈である太淵を寸口とし、足の陽明経の喉を挟む両側の動脈（総頸動脈）を人迎とするものであり、もう一つは左手の関前の寸部を人迎とし、右手の関前の寸部を寸口とするものである。寸口だけを取る『難経』の脈診法からすると、後者と考えるのが妥当のようである。

　三、十二経脈の気が絶えると、死ぬ前にそれに相応した症状が現れることについては、第二十四難に詳しく述べられているので、相互に参照されたい。

【訳注】

（１）合す：　一難は「会す」に作る。

—112—

第二十四難

陰陽各経の気が絶えたときの症状と予後を論ずる

【原文】

　二十四難曰：手足三陰三陽気已絶、何以為候。可知其吉凶不。

　然：足少陰気絶、即骨枯。少陰者、冬脈也、伏行而濡①於骨髄。故骨髄不濡①、即肉不着骨；骨肉不相親、即肉濡[1]而却[2]；肉濡而却、故歯長[3]而枯、髪無潤沢；無潤沢者、骨先死。戊日篤[4]、己日死。

　足太陰気絶、則脈不営其口唇。口唇者、肌肉之本也。脈不営、則肌肉不滑沢；肌肉不滑沢、則人中満②；人中満②[5]、則唇反；唇反、則肉先死。甲日篤、乙日死。

　足厥陰気絶、即筋縮引卵与舌巻③。厥陰者、肝脈也。肝者、筋之合也。筋者、聚於陰器而絡於舌本。故脈不営、則筋縮急；筋縮急、即引卵与舌；故舌巻卵縮、此筋先死。庚日篤、辛日死。

　手太陰気絶、即皮毛焦。太陰者、肺也、行気温於皮毛者也。気弗営、則皮毛焦；皮毛焦、則津液去；津液去、即皮節傷[6]；皮節傷、即皮枯毛折；毛折者、則毛先死。丙日篤、丁日死。

　手少陰気絶、則脈不通；脈不通、則血不流；血不流、則色沢去；故面色黒如黧[7]、此血先死。壬日篤、癸日死。

　三陰④[8]気倶絶者、則⑤目眩転[9]目瞑；目瞑者、為失志；失志者、則志先死。死、即目瞑也。

　六陽気倶絶者、則陰与陽相離、陰陽相離、則腠理泄、絶汗[10]乃出、大如貫珠、転出不流、即気先死。旦占[11]夕死、夕占旦死。

—113—

第二十四難

【書き下し】

　二十四難に曰く：手足の三陰三陽の気　已に絶ゆれば、何を以て候と為さん。其の吉凶を知る可きや不や。

　然り：足の少陰の気　絶ゆれば、即ち骨枯る。少陰なる者は、冬の脈也、伏行して骨髄を濡す。故に骨髄濡されざれば、即ち肉　骨に着かず；骨肉相い親まざれば、即ち肉　濡かにして却む；肉濡かにして却む、故に歯長くして枯れ、髪に潤沢無し；潤沢無き者は、骨先ず死す。戊日に篤く、己日に死す。

　足の太陰の気　絶ゆれば、則ち脈　其の口唇を営わず。口唇なる者は、肌肉の本也。脈営わざれば、則ち肌肉　滑沢ならず；肌肉　滑沢ならざれば、則ち人中満つ；人中満つれば、則ち唇反る；唇反れば、則ち肉先ず死す。甲日に篤く、乙日に死す。

　足の厥陰の気　絶ゆれば、即ち筋縮み卵と舌とを引きて巻く。厥陰なる者は、肝脈也。肝なる者は、筋の合也。筋なる者は、陰器に聚まりて舌本に絡る。故に脈営わざれば、則ち筋　縮急す；筋　縮急すれば、即ち卵と舌とを引く；故に舌巻き卵縮む、此れ筋先ず死す。庚日に篤く、辛日に死す。

　手の太陰の気　絶ゆれば、即ち皮毛焦る。太陰なる者は、肺也、気を行らせ皮毛を温むる者也。気営わざれば、則ち皮毛焦る；皮毛焦るれば、則ち津液去る；津液去れば、即ち皮節傷らる；皮節傷らるれば、則ち皮枯れ毛折る；毛折るる者は、則ち毛先ず死す。丙日に篤く、丁日に死す。

　手の少陰の気　絶ゆれば、則ち脈通ぜず；脈通ぜざれば、則ち血流れず；血流れざれば、則ち色沢去る；故に面色黒きこと黧の如し、此れ血先ず死す。壬日に篤く、癸日に死す。

　三陰の気　倶に絶ゆる者は、則ち目眩み転じ目瞑ず；目瞑ずる者は、志を失うが為なり；志を失う者は、則ち志先ず死す。死すれば即ち目瞑ずる也。

—114—

第二十四難

　六陽の気　倶に絶ゆる者は、則ち陰と陽と相い離る、陰陽相い離るれば、則ち腠理泄し、絶汗乃ち出で、大なること貫珠の如く、転た出づるも流れざるは、即ち気先ず死す。且に占えば夕に死し、夕に占えば且に死す。

【校勘】

　①濡：　もとは「温」に作った。『霊枢』経脈篇に拠って改める。

　②人中満：　もとは「肉満」に作った。『霊枢』経脈篇に拠って改める。

　③巻：　『霊枢』経脈篇校注に「惟だ『難経』のみ‘舌’の後に‘巻’を衍す、従う可からず。」という。

　④三陰：　『霊枢』経脈篇には「五陰」に作る。

　⑤則：　この字以下　「即目瞑也」に至るまで、『霊枢』経脈篇に「目系転、転則目運；目運者、為志先死；志先死則遠一日半死矣。」に作る。

【注釈】

　〔1〕　濡：　ここでは音義は軟と同じで、柔軟という意味。

　〔2〕　却：　退き縮む。ここでは肌肉が萎縮するという意味。

　〔3〕　歯長し：　主に歯肉が萎縮したために見た目に歯が相対的に長くなったことを指す。

　〔4〕　篤 (dǔ 堵)：　疾病が非常に重いという意味。

　〔5〕　人中満つ：　人中とは、人中の溝を指す。「人中満つ」とは、即ち人中の溝が浅くなったり或いは消えてしまうこと。

　〔6〕　皮節傷らる：　津液の欠乏による皮毛のやつれ及び関節の損傷を指す。

　〔7〕　黧 (lí 梨)：　黒に黄を帯びた色。

　〔8〕　三陰：　『難経本義』滑注に「三陰とは手足の経を通じて言う也。『霊枢』十篇に五陰の気　倶に絶ゆに作るは、則ち手の厥陰と手の少

—115—

第二十四難

陰とは同じ心経なるを以て也。」という。

〔9〕 目眩み転ず： 眩は目がかすんで物がはっきり見えないこと。
転は眼球が上方へ転位すること。

〔10〕 絶汗： 陰陽が分離・隔絶して、陰が内に尽き、陽が外に脱す
ることによって汗が出るので、絶汗という。

〔11〕 占 (zhān 詹)： 予測する。

【口語訳】

　第二十四難の問い： 手足の三陰三陽の経気が絶えてしまうと、どの
ような証候が現れるのか。疾病の予後の良し悪しを前もって知ることが
できるだろうか。

　答え： 足の少陰経の経気が絶えてしまうと、骨が萎えて干涸らびる
症状が現れる。足の少陰腎経は冬の潜伏閉蔵[1]に属する経脈で、深く潜伏
して内行し骨髄を養う働きを持つ。そのため骨髄が腎気の滋養を得られ
なくなると、肌肉は骨に付着することができなくなり、骨と肉とが密着
せず、肉は軟らかくなって萎縮する。肉が軟らかくなって萎縮すると、
歯も長くなって色つやがなくなり、頭髪に光沢がなくなる。頭髪に光沢
がないのは、骨が先に死んだ徴候である。この種の病は戊の日に重体と
なり、己の日に死亡する。

　足の太陰経の経気が絶えてしまうと、経脈の気は口唇を養うことがで
きなくなる。口唇の状態は、肌肉の状況をうかがい知る根拠である。足
の太陰経脈が営養を供給できないと、肌肉は潤滑性と光沢を失ってしま
う。潤滑性と光沢が失われると、人中の溝が浅くなったり或いは消えて
しまったりする。人中の溝が浅くなったり消えたりすると、唇は外に反
り返る。唇が外に反り返るのは、肉が先に死んだ徴候である。この種の
病は甲の日に重体となり、乙の日に死亡する。

　足の厥陰経の経気が絶えてしまうと、筋脈が収縮し、睾丸はひきつれ
て縮み上がり、舌は巻き上がる。これは足の厥陰経が肝に属する経脈だ

—116—

からである。肝臓は筋とは相互に関連している。筋は外生殖器に集まり、また舌根に連絡している。そのため足の厥陰経脈が営養を供給できなくなると、筋脈が収縮し引きつるようになる。筋脈が収縮し引きつると、睾丸と舌根が引っ張られる。このため舌が巻き上がり睾丸が縮み上る症状が現れるが、これは筋が先に死んだ徴候である。この種の病は庚の日に重体となり、辛の日に死亡する。

　手の太陰経の経気が絶えてしまうと、皮毛がやつれはてる。それは手の太陰経が肺に属する経脈で、精気をめぐらして皮毛を潤しているからである。肺気が皮毛を養うことができなくなると、皮毛がやつれはてる。皮毛がやつれはてるのは、津液が消耗したためである。津液が消耗すると、皮毛・関節は損傷をうける。皮毛・関節が傷つくと、皮膚が干涸らび、体毛が折れるといった症状が現れる。体毛が折れるのは、体毛が先に死んだ徴候である。この種の病は丙の日に重体となり、丁の日に死亡する。

　手の少陰経の経気が絶えてしまうと、経脈はスムーズに通じなくなる。経脈がスムーズに通じないと、血液は全身にくまなく運行することができない。血液が全身にくまなく運行できないと、正常な色つやが失われる。このため顔面部は黒に黄を帯びた色を呈するが、これは血が先に死んだ徴候である。この種の病は壬の日に重体となり、癸の日に死亡する。

　手足の三陰経の経気がすべて絶えてしまうと、目がかすんで物がはっきり見えなくなり、眼球が上方に転位し、目が閉じてしまう。目が閉じてしまうのは、精神の主宰を失ったためである。精神の主宰を失ったものは、精神が先に死んだのである。人が死んでしまったので、目が閉じるのである。

　六陽経の経気がすべて絶えてしまうと、陰気と陽気が互いに隔離してしまう。陰陽の気が互いに隔離してしまうと、陽気は外に逃げて腠理が開き、絶汗が出て、それが連なった珠のように大きく、次ぎ次ぎと皮膚に出て来るが留まって流れ落ちないのは、気が先に死んだ徴候である。

第二十四難

もし朝に現れたら、夜には死亡することが予測でき、夜に現れたら翌朝
に死亡することが予測できる。

【解説】

　本難で述べている臨床の症状が、いずれも危篤状態の時に現れるのは、
経気が絶えた結果によるものだからである。「臓腑を本と為し、経絡を標
と為す。」からである。十二経脈の気は臓腑に源を発し、経気の虚実は、
臓腑の精気の盛衰によって決まる。それ故に経気が絶えるというのは、
実際は臓腑の気が尽き絶えることなのである。

　五臓は外は五体(2)・五官七竅に合し、これらの組織器官は経脈が輸送す
る五臓の精気の養いにより、その生理機能を働かせている。そのためあ
る臓に病変が発生すると、これに関連する身体の組織器官に特有の症状
が現れ、疾病が重くなればなるほど、その症状もますます顕著となるの
である。ここに挙げられている気が絶えたときの症状は、五臓の疾病が
進み深刻な段階に至っていることの反映である。例えば腎は骨を主るが、
足の少陰の気が絶えると、骨髄は滋養を得られなくなるので、骨が枯れ
てしまう。歯は骨の余りであるため、更に歯にまで影響が及び、歯が長
くなって枯れる症状が現れる。また腎の栄(3)は髪にあるので、頭髪は潤い
とつやが失われる。これらの症状は、腎気が内に尽き、骨もまた生気を
欠いたために現れたもので、死に近づきつつある徴候である。「三陰の気
　俱に絶ゆれば、則ち目眩み転じ目瞑ず(4)。」とあるのは、五臓六腑の精
気は皆上って目に注いでいるので、五臓の陰精(5)が尽きてしまうと、神も
また拠り所がなくなり、意識を失ってしまうということである。この状
況は前のものと比べると一層深刻である。六陽の気がすべて絶えてしま
うと、陰陽が分離して、絶汗が出るという危険な症状が現れる。臨床で
はこれを陽が失われたとはせず、陰が失われたものとみる。汗が出て津
液が外へもれると、先ず陰が失われ、それが甚だしいと、陽もまた続い
て失われ、ついには陰陽両亡の危険な証候を引き起こすに至る。そのた

—118—

め「旦に占えば夕に死し、夕に占えば旦に死す」というのである。以上
のことは、臨床における弁証に対し、一定の実践的価値を有するもので
ある。

　どの日に重体になり、どの日に死ぬかは、五行相勝の説に基づいてい
る。例えば足の少陰の気が絶えると、腎は水に属し、戊己は土に属し、
土は水に勝つので、「戊日に篤く、己日に死す」というのである。そのほ
かも類推することができるが、これは単に疾病の進展と予後に対する一
種の推測にすぎない。

【訳注】

　（1）　冬の潜伏閉蔵：　第十五難の「冬脈石者」の条参照。

　（2）　五体：　筋、脈、肉、皮毛、骨をいう。『素問』陰陽応象大論に
みえる。

　（3）　栄：　体表に現れた五臓の精華。『素問』五蔵生成篇に見える。

　（4）　三陰の気　倶に絶ゆれば、則ち目眩み転じ目瞑ず：　【原文】【書
き下し】との相違は原書の記述に従ったためである。

　（5）　陰精：　五臓の蔵する精気のことで、陽である神に対して陰と
いう。神の物質的基礎である。

—119—

第二十五難

十二経脈の数を論ずる

【原文】

二十五難曰：有十二経、五臓六腑十一耳、其一経者、何等経也。

然：一経者、手少陰与心主別脈也。心主与三焦為表裏、俱有名而無形、故言経有十二也。

【書き下し】

二十五難に曰く：十二経有りて、五臓六腑は十一耳、其の一経なる者は、何等なる経ぞ也。

然り：一経なる者は、手の少陰と心主との別脈也。心主は三焦と表裏を為し、俱に名有りて形無し、故に経に十二有りと言う也。

【口語訳】

第二十五難の問い：　人体には十二経脈があるのに、五臓六腑を合計すると十一の臓器しかないが、残りの一経は、内にどの臓器に連なる経脈なのか。

答え：　残りの一経は、手の少陰心経と手の厥陰心包経が分かれた経脈を指す。心包絡と三焦は互いに表裏の関係にあり、どちらも名があって形がないものなので、経脈はあわせて十二有るというのである。

—120—

【解説】

　経脈は内に臓腑につながっているが、五臓六腑はあわせて十一臓器であるのに、経脈が十二あるのはなぜか。『霊枢』経脈篇の中では、手の少陰心経と手の厥陰心包絡経について、それぞれその起点・終点と順行する部位が述べられており、経脈は十二となっている。しかし同篇では陰経の気が絶えることを述べる際に、また手の厥陰経を欠いている（第二十四難も同じ）。『霊枢』邪客篇では心とは「五臓六腑の大主」であり、邪気が侵すことは許されず、もし邪が心を侵そうとする場合は、先ず心包絡が侵され、心包絡が心に代わって邪を受けることから、手の少陰心経は省かれている。本難では心包絡は名はあるが形がないので、臓器は十一であるが、経脈は十二あるとする。『難経集注』で楊玄操は「手の少陰は、真心の脈也。手の心主は、心包絡の脈也。二脈俱に是れ心脈。……心に両脈有り、合して十二経を成す焉。」という。

　本難の「心主は三焦と表裏を為し、俱に名有りて形無し」の説は、後世の医家によって解釈が異なる。例えば『難経集注』で楊玄操は「心主は名有りて臓無し」といい、『難経経釈』は「心主なる者は、即ち心包絡、脂膜有りて以て心を衛る者也。安くんぞ形無きを得ん。其の之れを臓と謂うを得ざる所以の者は、蓋し心主　心に代わりて事を行い、本と蔵する所無し、故に臓を以て名づけざる也。」という。所謂「無形」とは、目に見える形質がないというのではなく、心包絡が外から心臓の周囲を包むもので、一つの独立した臓器ではないことをいったものであり、だからそれを「名有りて形無し」と表現した、と我々は考える。三焦の問題については、第三十一難を参照されたい。

第二十六難

第二十六難

十五別絡の数を論ずる

【原文】

二十六難曰：経有十二、絡有十五、余三絡者、是何等絡也。

然：有陽絡、有陰絡、有脾之大絡。陽絡者、陽蹻之絡也。陰絡者、陰蹻之絡也。故絡有十五焉。

【書き下し】

二十六難に曰く：経に十二有り、絡に十五有り、余の三絡なる者は、是れ何等なる絡ぞ也。

然り：陽絡有り、陰絡有り、脾の大絡有り。陽絡なる者は、陽蹻の絡也。陰絡なる者は、陰蹻の絡也。故に絡に十五有る焉。

【口語訳】

第二十六難の問い：　経脈は十二あり、絡脈は十五あるが、十二経にそれぞれある一絡を除いた、残りの三絡とは、どんな絡脈なのか。

答え：　陽絡があり、陰絡があり、そして脾の大絡がある。陽絡とは、陽蹻の絡脈である。陰絡とは、陰蹻の絡脈である。従って絡脈はあわせて十五なのである。

【解説】

『霊枢』経脈篇に記載されている十五絡は、本難とやや異なっていて、督脈の長強と任脈の屏翳があり、陽蹻・陰蹻の絡がない。『霊枢』経脈篇では十五絡の順行経路、及び虚実の病状、刺針する穴位についてかなり

—122—

詳細に述べている。十五絡脈には、それぞれ名があり、いずれもその属している経脈から分かれ出た所の穴位の名称から命名されている。これらの穴位は、経気と絡気が合流する所、また互いに表裏関係にある経脈間の経気を循環・流注・連絡させる紐帯であり、針灸の治療に常用される絡穴でもある。現在でも臨床で用いる際には、依然として『霊枢』経脈篇の記載が依拠とされている。

【附記】 十五絡の名称

　手の太陰の絡　名は列欠、手の少陰の絡　名は通里、手の心主の絡　名は内関、手の太陽の絡　名は支正、手の陽明の絡　名は偏歴、手の少陽の絡　名は外関、足の太陽の絡　名は飛揚、足の少陽の絡　名は光明、足の陽明の絡　名は豊隆、足の太陰の絡　名は公孫、足の少陰の絡　名は大鐘、足の厥陰の絡　名は蠡溝、督脈の絡　名は長強、任脈の絡　名は屏翳、脾の大絡　名は大包である。

第二十七難

奇経の意味と内容を論ずる

【原文】

二十七難曰：脈有奇経[1]八脈者、不拘於十二経、何也。

然：有陽維、有陰維、有陽蹻、有陰蹻、有衝、有督、有任、有帯之脈。凡此八脈者、皆不拘於経、故曰奇経八脈也。

経有十二、絡有十五、凡二十七気、相随上下、何独不拘於経也。

然：聖人図設溝渠、通利水道、以備不虞[1][2]。天雨降下、溝渠溢満、当此之時、霶霈[3]妄行[2]、聖人不能復図也。此絡脈[4]満溢、諸経不能復拘也。

【書き下し】

二十七難に曰く：脈に奇経八脈なる者有り、十二経に拘せられず、何ぞ也。

然り：陽維有り、陰維有り、陽蹻有り、陰蹻有り、衝有り、督有り、任有り、帯の脈有り。凡そ此の八脈なる者は、皆な経に拘せられず、故に奇経八脈と曰う也。

経に十二有り、絡に十五有り、凡そ二十七気、相い随いて上下し、何ぞ独り経に拘せられざる也。

然り：聖人　溝渠を図り設け、水道を通利し、以て不虞に備う。天雨　降下すれば、溝渠　溢満し、此の時に当りて、霶霈　妄行すれば、聖人も復た図ること能わざる也。此れ絡脈　満溢にして、諸経復た拘すること能わざる也。

—124—

【校勘】

①虞：　もとは「然」に作った。『脈経』平奇経八脈病第四には「虞」に作る。意味がより明確である。故に従って改める。

②行：　もとは「作」に作った。『難経集注』には「行」に作る。拠って改める。

【注釈】

〔1〕　奇経：　奇には二種の音義がある。一つは(qí　騎)と読み、「異」のことで、普通と異なるという意味である。奇経は十二経脈以外の経脈であり、十二経とは異なるので、「奇経」と呼ばれるのである。一つは(jī　基)と読み、対になるものがないものを奇という。奇経には表裏関係となるものがないので、この意味でも「奇経」と呼ばれる。この二つは異なった角度から解釈したものであり、両方の意味が含まれているといえる。

〔2〕　不虞：　不測の意味。

〔3〕　霶霈 (pāng 兵　pèi 沛)：　「滂沛」と同じで、大雨の情景を形容したもの。

〔4〕　此れ絡脈：　即ち奇経を指す。『難経本義』に「既に経に拘（かかわ）らず、直ちに之を絡脈と謂うも、亦た可也。」という。

【口語訳】

第二十七難の問い：　経脈中に奇経八脈があり、それが十二経脈の範囲内に制約されないのは、どういうわけか。

答え：　経脈には陽維脈、陰維脈、陽蹻脈、陰蹻脈、衝脈、督脈、任脈、帯脈がある。この八脈はどれも十二経脈の範囲内に制約されないので、奇経八脈というのである。

経脈は十二あり(1)、別絡は十五あって、これらの経絡の気は、互いに連絡しあって全身を上下に運行しているのに、なぜ奇経だけが十二経脈の

—125—

第二十七難

範囲内に制約されないのか。

　答え：　たとえば古代の聖人が通水溝を掘り、水流を通じさせて、不測の水害を予防しようと計画したとする。もし大雨が降れば、通水溝内の水が一杯になって外に流れ出し、この時は、滝のような雨水が氾濫し暴流するため、聖人はもう通水溝を掘ることを計画できなくなってしまう。これは奇経の気血が満ち溢れるのに似ており、十二経脈もまたそれを制約することはできないのである。

【訳注】

　（１）　経脈は十二あり：　原書のこれまでの体例からすると、この一文の前に「問い：」がなければならない。

第二十八難

奇経八脈の順路と起止点を論ずる

【原文】

二十八難曰：其奇経八脈者、既不拘於十二経、皆何起何継[1]也。

然：督脈者、起於下極之兪[1]、並於脊裏、上至風府[2]、入属於脳[2]。

任脈者、起於中極[3]之下、以上毛際、循腹裏、上関元[4]、至喉咽。

衝脈者、起於気衝[5]、並足陽明之経[6]、夾臍上行、至胸中而散也。

帯脈者、起於季脇、廻身一周。

陽蹻脈者、起於跟中、循外踝上行、入風池[7]。

陰蹻脈者、亦起於跟中、循内踝上行、至咽喉[3]、交貫衝脈。

陽維・陰維者、維絡於身、溢蓄不能環流灌漑諸経者也[8]。故陽維起於諸陽会[9]也、陰維起於諸陰交[10]也。

比於聖人図設溝渠、溝渠満溢、流於深湖、故聖人不能拘通也。而人脈隆盛、入於八脈、而不環周[11]、故十二経亦不能拘之。其受邪気、畜則腫熱、砭射之[12]也。

【書き下し】

二十八難に曰く：其の奇経八脈なる者は、既に十二経に拘せられざれば、皆な何くに起り何くに継ぐ也。

然り：督脈なる者は、下極の兪に起こり、脊裏に並び、上り

—127—

第二十八難

て風府に至り、脳に入り属す。

　任脈なる者は、中極の下に起こり、以て毛際に上り、腹裏に循い、関元に上り、喉咽に至る。

　衝脈なる者は、気衝に起こり、足の陽明の経に並び、臍を挟みて上行し、胸中に至りて散ずる也。

　帯脈なる者は、季脇に起こり、身を廻りて一周す。

　陽蹻脈なる者は、跟中に起こり、外踝に循いて上行し、風池に入る。

　陰蹻脈なる者も、亦た跟中に起こり、内踝に循いて上行し、咽喉に至り、衝脈に交貫す。

　陽維・陰維なる者は、身を維絡し、溢畜して諸経に環流灌漑すること能わざる者也(1)。故に陽維は諸陽の会に起こる也、陰維は諸陰の交に起こる也。

　聖人の溝渠を図り設くるに比すれば、溝渠　満溢すれば、深湖に流れ、故に聖人も通りを拘すること能わざる也。而して人の脈隆盛なれば、八脈に入り、而して環周せず、故に十二経も亦た之れを拘すること能わず。其れ邪気を受け、畜うれば則ち腫熱す、砭もて之れを射する也。

【校勘】

　①繼：　『脈経』平奇経八脈病第四に「繋」に作る。

　②脳：　この字の下、『針灸甲乙経』には「上巓循額、至鼻柱、陽脈之海也。」の十二字がある。

　③至咽喉：　『針灸甲乙経』に「入喉嚨」に作る。

【注釈】

　〔1〕　下極の兪：　下極とは、胴体の最下部を指す。下極の兪は、即ち前陰と後陰の間の会陰穴のこと。

—128—

〔2〕 風府： 穴名。後頭骨の外後頭隆起の直下、両側の僧帽筋の間の陥凹の中にある。

〔3〕 中極： 穴名。前正中線上で臍の下四寸にある。

〔4〕 関元： 穴名。前正中線上で臍の下三寸にある。

〔5〕 気衝： 穴名。別名気街。鼠蹊部にあり、天枢穴からの垂直線と恥骨結合の上縁の水平線が交差する点にあたる。

〔6〕 足の陽明の経に並ぶ： 『素問』骨空論に「少陰の経」に作る。『難経本義』は「当に『内経』に従うべし」とし、『難経経釈』は「陽明と少陽と経文互いに異なると雖も、然れども両経甚だしくは相い遠からず、皆な衝脈の過ぐる所、義に害無き也。」とする。参考にされたい。

〔7〕 風池： 穴名。後頭骨の外後頭隆起の直下の陥凹と乳様突起の間にある。

〔8〕 溢畜して諸経に環流灌漑すること能わざる者也： 『難経彙注箋正』は「溢畜の二字は、已だ解すべからず。且つ上下文と皆な貫串せず、当に衍文の例を以て之れを刪るべし。」とし、『難経本義』はこの「十二字、当に『十二経も亦た之れを拘すること能わず。』の下に在るべし。」とする。参考にされたい。

〔9〕 諸陽の会： 足の太陽膀胱経の金門穴の部位を指しており、足の外踝の前下方にある。

〔10〕 諸陰の交： 足の少陰腎経の筑賓穴の部位を指しており、足の内踝の上にある。

〔11〕 環周せず： 『難経経釈』に「環周せずとは、十二経脈に復帰せざるを言う也。」という。

〔12〕 砭もて之れを射す： 砭とは、砭石のことで、太古の時代の治療道具。その方法は石片で皮膚を突き刺して疾病を治療するというものであった。「砭もて之を射す」とは即ち砭石を用いて突き刺して血を出す療法のこと。

第二十八難

【口語訳】

　第二十八難の問い：　奇経八脈が、十二経脈の内に制約されないというなら、それらの順路はどこから起こり、またどの部位まで続いているのか。

　答え：　督脈は、下極の会陰穴から起こり、脊柱の中に沿って、上行して風府穴に至り、脳部に入る。

　任脈は、中極穴の下から起こり、上に向かって陰毛部を通り、腹壁の深い所に沿って上行して関元穴を経て、咽喉部に至る。

　衝脈は、気衝穴から起こり、足の陽明胃経の脈に並行して、臍の両側を挟んで上り、胸中に至って分散する。

　帯脈は、側胸の季脇部から起こり、腰腹のまわりを一周する。

　陽蹻脈は、足跟の中から起こり、足の外踝から大腿の外側に沿って上り、項上部の風池穴に入る。

　陰蹻脈も、また足跟の中から起こり、足の内踝から大腿の内側[2]に沿って上り、咽喉部に至って、衝脈に合流貫通する。

　陽維脈・陰維脈は、全身の陰陽各経脈を連絡するので、陽維脈は各陽経が会する所である金門穴から起こり、陰維脈は各陰経の交わる所である筑賓穴から起こる。

　例えば聖人が通水溝を掘って水流を通じさせようとするのと同じで、通水溝の中の水量が一杯になって外に溢れたならば、深い湖の中に流入してしまうので、聖人でも水の流通を制御することはできない。同様に人体の経脈中の気血が充ち盛んな時もまた、奇経八脈に流入し、必要時でなければ正経に戻って周流することはないので、十二経脈もこれを統制することはできないのである。八脈が病邪に襲われ、内に蓄積すると腫・熱を生じるが、砭石で突き刺して血を出す方法で治療することができる。

—130—

第二十八難

【解説】

　本難では前難を受け、更に一歩進めて奇経八脈の問題を述べ、文中で具体的に奇経八脈の起点・終点と順行部位を説明している。文献の記載によると、奇経八脈には多くの支流があって全身の上下に分散し、各経絡と相互に貫通しており、とりわけ督脈と任脈と衝脈の分布範囲は特に広くなっている。本難ではその中の主要な一部分を提示しているにすぎない。『素問』骨空論・痿論、『霊枢』五音五味・逆順肥痩・海論・動輸、及び李時珍の『奇経八脈考』等の著作を参照されたい。

　本難の最後に述べられる砭石射刺放血療法には、経絡を疎通させ、気血の鬱結を解消する作用がある。現在でも臨床において応用されているものである。

【訳注】

　（1）　溢蓄して諸経に環流灌漑すること能わざる者也：　この一文は口語訳の原文において訳されていない。【注釈】〔8〕参照。

　（2）　内側：　原書は「外側」に作る。陰蹻脈は李時珍『奇経八脈考』に「上内踝之上二寸、以交信為郄、直上循陰股、入陰」とあり、ふつうは大腿内側を通ると考えられている。第二十九難の【解説】にも陰蹻脈は「下肢の内側」を順行するとある。これに拠って「内側」に改めた。

—131—

第二十九難

奇経八脈の病証を論ずる

【原文】

　二十九難曰：奇経之為病何如。

　然：陽維維於陽、陰維維於陰、陰陽不能自相維、則悵然失志[1]、溶溶[2]不能自収持。陽維為病苦寒熱、陰維為病苦心痛。陰蹻為病、陽緩而陰急、陽蹻為病、陰緩而陽急。衝之為病、逆気而裏急。督之為病、脊強而厥。任之為病、其内苦結、男子為七疝[3]、女子為瘕聚[4]。帯之為病、腹満、腰溶溶若坐水中。此奇経八脈之為病也。

【書き下し】

　二十九難に曰く：奇経の病為るや何如。

　然り：陽維は陽を維ぎ、陰維は陰を維ぎ、陰陽自ら相い維ぐこと能わざれば、則ち悵然として志を失い、溶溶として自ら収持すること能わず。陽維の病為る　寒熱に苦しみ、陰維の病為る　心痛に苦しむ。陰蹻の病為る、陽緩にして陰急、陽蹻の病為る、陰緩にして陽急なり。衝の病為る、逆気して裏急なり。督の病為る、脊強ばりて厥す。任の病為る、其の内　結に苦しみ、男子は七疝と為り、女子は瘕聚と為る。帯の病為る、腹満し、腰溶溶として水中に坐するが若し。此れ奇経八脈の病為るなり也。

—132—

【注釈】

〔１〕 悵（chàng 暢）然として志を失う： 失志とは失意のこと。「悵然として志を失う」とは、失意して気分の晴れない様子を形容したもの。

〔２〕 溶溶： 疲れて力がぬけた様子。

〔３〕 七疝： 衝疝・狐疝・癩疝・厥疝・瘕疝・㿉疝・癃疝の七種類の疝病のこと。

〔４〕 瘕聚： 瘕には「仮」の意味が含まれており、他のものを借用して形を成すことを言ったもので、移り変って可動性がある。聚はかたまりのことで、痛む場所が一定せず、かたまりの有無も不定で、一カ所に留まっていない。瘕聚とは、腹部に塊状物がある病証である。この種の塊状物もまた、集散に常なく、移り変って可動性があるという特徴がある。

【口語訳】

第二十九難の問い： 奇経八脈に病変が生じた場合の証候はどのようなものか。

答え： 陽維脈は各陽経を連係するもの、陰維脈は各陰経を連係するものであるが、もし陰陽両維脈が互いに連係できなくなると、人は気持ちが晴れない失意の感におそわれ、全身が疲労して動作も思うままにならなくなる。もし陽維脈だけが発病したなら、常に悪寒発熱に苦しみ、陰維脈だけが発病したなら、常に心痛に苦しむ。陰蹻脈に病変が生じると、陽に属する外側は弛緩し、陰に属する内側は痙攣収縮する。陽蹻脈に病変が生じると、陰に属する内側は弛緩し、陽に属する外側は痙攣収縮する。衝脈に病変が生じると、気が上に逆流して腹中が張ってひきつれ痛みを感じる。督脈に病変が生じると、脊柱が硬直して昏厥⁽¹⁾が起こる。任脈に病変が生じると、患者は気の結集による不快感で腹内が苦しく、男性では七種の疝病が発生しやすく、女性では、瘕聚病が発生しやすい。帯脈に病変が生じると、腹中が膨満し、腰部は弛緩して力が入ら

—133—

第二十九難

ず、まるで冷水の中に座っているように感じる。これらが奇経八脈に病変が生じた時に現れる証候である。

【解説】

本難では主に奇経八脈の病症について述べている。理解を助けるため、以下に簡単な説明を行う。

陽維脈・陰維脈の病証： 陽維は諸陽経を連係し、陰維は諸陰経を連係して、陰陽両維脈は相互に連係することによって、陰陽の相対的なバランスを保っている。もし陽維、陰維が相互に連係できなくなると、「則ち帳然として志を失い、溶溶として自ら収持すること能わず。」となる。『難経彙注箋正』では「陽維は陽を維ぎ、陰維は陰を維ぐとは、蓋し此の身の真陽真陰を以てして言う。陰陽　維系すること能わず、故に帳然として志を失い、陽気耗散して索索として生気無き也。溶溶として自ら収持する能わず、陰液消亡して萎軟し力無き也。」とする。陽は外を主るので、もし陽維だけが発病すれば、陽気が乱れ、悪寒発熱といった表証が現れる。陰は内を主るので、陰維だけが発病すれば、陰気が乱れ、心痛といった裏証が現れる。

陰蹻脈・陽蹻脈の病証： 陰蹻脈と陽蹻脈はいずれも足跟から起こり、前者は下肢の内側、後者は下肢の外側を順行し、肢体の動作の敏捷性を保つ作用がある。もしどちらかに病変が生じると、その経脈は引きつれて縮み、反対にもう一方の経脈は弛緩状態を呈す。そのため「陰蹻の病為る、陽緩にして陰急、陽蹻の病為る、陰緩にして陽急。」となるのである。

衝脈の病証： 二十八難に「衝脈なる者は、気衝に起こり、足の陽明の経に並び、臍を挟みて上行し、胸中に至りて散ず(2)。」と述べられている。衝脈の気が失調すると、足の陽明の気と並んで上逆し、降ることができないので、腹部が張り引きつれて痛んだり、胸満・気逆等の症状が見られる。

—134—

第二十九難

　督脈の病証：　督脈は脊柱の中を通り、上って脳に入る。そのため督脈に病変が生じると、脊柱が硬直し、ひどくなると角弓反張[3]になり、昏厥に至る。たとえば熱が甚だしくて内風を動かし痙病や厥症になった時[4]にこのような症状が現れるのは、督脈と一定の関係があるのである。

　任脈の病証：　任脈は下腹部から起こり、その病変が生ずる時は、気血が滞って運行がスムーズにいかないので、「其の内　結に苦しむ」というのである。男子が疝気病を生じやすく、女子が瘕聚病を生じやすいのは、気が滞り血が鬱することに起因するためである。

　帯脈の病証：　帯脈は腰と腹のまわりを一周するので、病変時には、腹中は膨満し、腰部は弛緩して力が入らず水中に座っているように感じられる症状が生じる。例えば女性の赤白帯下、子宮下垂等の病で、常にこのような症状を伴うのは、帯脈と一定の関係がある。

　奇経八脈の病証と病理に関して、現在臨床で比較的多く応用されているものは、衝・任・督の三脈である。この三経脈はすべて胞中（小腹部を指す）から起こり、「一源にして三岐」と言われ、いずれも生殖器系に関係がある。このため臨床では「衝・任を調え理（おさ）める」方法を常用して月経病を治療し、「任・督を温養する」方法を用いて生殖機能の減退等の治療を行っている。

【訳注】

　（１）　昏厥：　突然倒れて手足が痙攣し意識不明、人事不省に陥る症候。

　（２）　胸中に至りて散ず：　第二十八難【原文】には文末に「也」がある。

　（３）　角弓反張：　全身に痙攣を起こし、歯をくいしばり弓のように体をそらす症状。

　（４）　熱が甚だしくて内風を動かし痙病や厥症になった時：　内風は外感の風邪によらずにおこる目まい、動揺、意識昏濁、痙攣などをいうが、

—135—

第二十九難

ここでは高熱によって内風が発生し、脊がこわばって反り返えり、口を
硬く結んで開かないなどの症状を呈する痙病や、突然目まいがして意識
不明になる厥症になることをいう。

第三篇　臓　腑

　本篇には第三十難から四十七難までを含み、主として人体臓腑の解剖・生理機能及び臓腑・組織器官間の関係などを紹介している。

　解剖の面では、五臓六腑の形態をかなり詳細に記載し、一部の臓腑の周囲・直径・長さ・広さ及び重量・容量等についてもそれぞれ説明しており、「七衝門」と呼ばれる消化系統と呼吸系統における重要部位についても、一つ一つ記述を行っている。

　生理機能の面では、臓腑の機能及びそれがつかさどっている声・色・臭・味・液について簡約に論述を行っている。その中でも三焦の部位・機能と主治腧穴をかなり詳細に取り上げたり、命門と腎との関係を指摘して、人体の生理活動における命門の重要性等を強調したりしているが、これは後世の三焦と命門の学説の研究にとって、一定の価値を持つものである。営衛気血の生成・順行及びその人体における作用、八会穴の生理上での特殊な関係などについても、簡潔に紹介している。

　臓腑と組織器官の間の関係については、主として五臓と七竅の関係を述べる。これらは、臓腑学説の基本的内容であり、中国医学の学習や研究にとって、非常に重要なものである。

第三十難

営衛の生成と循行を論ずる

【原文】

三十難曰：栄気之行、常与衛気相随不。

然：経言人受気於穀。穀入於胃、乃伝与(1)五臓六腑、五臓六腑皆受於気。其清者為栄、濁者為衛、栄行脈中、衛行脈外、営周不息(1)、五十而復大会。陰陽相貫(2)、如環之無端、故知栄衛相随也。

【書き下し】

三十難に曰く： 栄気の行、常に衛気と相い随うや不や。

然り：経に言う、人 気を穀に受くと。穀 胃に入れば、乃ち五臓六腑に伝わり、五臓六腑皆な気を受く。其の清なる者は栄と為り、濁なる者は衛と為り、栄は脈中を行き、衛は脈外を行き、営周して息まず、五十にして復た大会す。陰陽相い貫くこと、環の端無きが如し、故に栄衛 相い随うを知る也。

【注釈】

〔1〕 営周して息まず： 営は、めぐるの意味。「営周して息まず」とは、栄衛の気が循環周流して止むことがないことを指す。

〔2〕 陰陽相い貫く： 栄は脈中を行き、陰に属す。衛は脈外を行き、陽に属す。「陰陽相い貫く」とは、即ち栄衛は脈内・脈外に分かれて運行しているとはいえ、両者は相互に貫通しているということ。

第三十難

【口語訳】

　第三十難の問い：　栄気の運行は、常に衛気と一緒に並んで行くのか。

　答え：　医経に「人体が受け取る精微の気は、水や穀物の飲食に由来している」とある。水と穀物は胃の中に入ると、胃の消化、脾の運送・消化を経て、五臓六腑に送られ、五臓六腑は皆こうして水穀の精微な気の営養を得ることができるのである。その清い者は栄気となり、濁った者は衛気となり、栄気は脈内を行き、衛気は脈外を行き、周流して休むことなく全身に運行し、一昼夜に各々五十回循環してから、再び手の太陰肺経において合流する。このように陰陽内外が相互に貫通し、あたかも円環のように末端がないことから、栄気と衛気とは一緒に並んで行くことがわかるのである。

【解説】[2]

　営衛は人体の生命活動を維持する二つの極めて重要な物質で、人体を養い疾病を防ぐという働きがある。本難では営衛の生成と順行状況を概述する。また人が日常飲食物を取り入れると、脾と胃の消化・吸収を経て、営衛の気が生成されるが、そのうち脈内にあるものを栄と呼び、脈外にあるものを衛と呼ぶことを指摘する。栄気・衛気は終始運行して休まず、環に端が無いように、順行して止まることがない。

　所謂「清なる者は栄と為り、濁なる者は衛と為る」の「清」「濁」は、両者が性能上に違いがあることを指す。清には柔和の意味があり、濁には剛堅の意味がある。営は脈中を行き、内を主り、陰に属すが、衛は脈外を行き、外を主り、陽に属す。よって、清・濁二字の意味は、つまり営気と衛気がそれぞれ備えている陰柔と陽剛という異なる特性を指しており、これは『素問』痺論の中の「営なる者は、水穀の精気也。五臓を和調し、六腑に灑陳し、乃ち能く脈に入る也。故に脈に循って上下し、五臓を貫き、六腑を絡す也。衛なる者は、水穀の悍気也。其の気慓疾（慓は音がpiao　票。慓疾は、急速の意味）滑利、脈に入ること能わざる也。

—139—

第三十難

故に皮膚の中、分肉の間に循い、肓膜を薫し、胸腹に散ず。」の主旨に一致するものである。

　営衛の分布は、一方は脈内を行き、一方は脈外を行くとはいえ、営衛は相互に作用し、分割することはできない。所謂内・外とは、脈外に作用して、人体を護衛し、外邪に抵抗し防御するものを衛気と呼び、脈内に作用して、人体の各部を養うものを、営気と呼ぶ、という意味にすぎない。よって、その分布は、決して脈内或いは脈外に固定しているのではない。まさに張景岳の『類経』に「衛は気を主りて外に在り、然れども亦た何ぞ嘗って血無からん。営は血を主りて内に在り、然れども亦た何ぞ嘗って気無からん。故に営の中未だ必ずしも衛無くんばあらず、衛の中未だ必ずしも営無くんばあらず、但だ内を行く者は、便ち之れを営と謂い、外を行く者は、便ち之れを衛と謂う。此れ人身の陰陽交感の道、之れを分かてば則ち二、之れを合すれば則ち一なる而已。」というが如きである。そのため、営衛の気が、陰陽相い貫き、環の端無きが如く運行して止まないというのは、実際は、営衛が相互に依存しあい、協調しあう統一体であることを説明しているのである。

【訳注】

（１）　与：　『難経経釈』は「於」に作り、「一に与に作る」と注する。ここでは「伝与」と熟して解することも、「与」は即ち「於」と解することも可能である。原著がいずれの立場を取るか不明であるが、訓読は後者に従った。

（２）　【解説】中における「営」と「栄」の不統一は原書の記載に従ったことによるものである。第三十二難・三十五難など本難以後における「営」「栄」の不統一も同様の理由による。

―140―

第三十一難

三焦の部位と機能を論ずる

【原文】

三十一難曰：三焦者、何稟[1]何生①。何始何終。其治[2]常在何許[3]。可暁以不。

然：三焦者、水穀之道路、気之所終始也。上焦者、在心下、下鬲[4]、在胃上口、主内而不出。其治在膻中、玉堂下一寸六分、直両乳間陥者是。中焦者、在胃中脘、不上不下、主腐熟水穀。其治在臍傍。下焦者②、当膀胱上口、主分別清濁、主出而不内、以伝導也。其治在臍下一寸。故名曰三焦、其府[5]在気街。

【書き下し】

三十一難に曰く：三焦なる者は、何を稟け何を生らん。何くに始まり何くに終らん。其の治　常に何許に在らん。暁す可きや以た不や。

然り：三焦なる者は、水穀の道路、気の終始する所也。上焦なる者は、心下に在りて、鬲に下り、胃の上口に在りて、内るるを主りて出ださず。其の治は膻中に在り、玉堂の下一寸六分、両乳間の陥に直る者是れなり。中焦なる者は、胃の中脘に在り、上ならず下ならず、水穀を腐熟するを主る。其の治は臍の傍に在り。下焦なる者は、膀胱の上口に当たり、清濁を分別するを主り、出だすを主りて内れず、以て伝導する也。其の治は臍の下一寸に在り。故に名づけて三焦と曰い、其の府るところ気街

—141—

第三十一難

に在り。

【校勘】

①生：　下文の「内るるを主りて出ださず」「出だすを主りて内れず」
の句に拠れば、「主」字の誤りではないかと思う。

②下焦者：　この下に明本『難経』では「在臍下」の三字がある。

【注釈】

〔1〕　稟：　受けるの意味。

〔2〕　治：　『難経本義』に「治は、猶お司のごとき也、猶お郡県治の
治のごとし、三焦の処所を謂う也。或いは云う：治は平声の読みと作
す⑴、三焦に病有れば、当に各々其の処を治（おさ）むべきを謂う、蓋し刺法也。」
とある。これに拠れば、治の字には二通りの解釈がある。一つは官公署
とするもの、一つは針治療の部位とするものである。本難では後者が妥
当であろう。

〔3〕　許：　「処」に同じ。

〔4〕　鬲：　音義は「膈」に同じで、横隔膜を指す。

〔5〕　府：　集まるの意味。ここでは「集合する」と解釈。

【口語訳】

第三十一難の問い：　三焦は何を受け、また何を主管しているのか。
その部位はどこから始まりどこで終わるのか。その針治療の部位はどこ
であるか。これらの問題についてわかりやすく話してもらえないだろう
か。

答え：　三焦は、水穀の出入・消化・輸送の通路で、人体の気機の始
発点と終着的を兼ねる要衝である。上焦の位置は、心下にあって、下は
横隔膜に達し、胃の上口にあっては、水穀の受納を主管して排出はしな
い。その針治療の部位は膻中にあり、それは玉堂の下一寸六分で、ちょ

—142—

うど両乳の間の陥みの中にあたる。中焦の位置は、胃の中脘にあり、上にも下にも偏らず、水穀の消化を主管する。その針治療の部位は臍の両側にある。下焦の位置は、膀胱の上口にあたり、清濁の分別を主管し、専ら排出を主って受納はしないので、水穀を伝導する働きを有している。その針治療の部位は臍下一寸の所にある。そこで上・中・下の三部をあわせて三焦と呼び、三焦の気は気街部に集合する。

【解説】

　『霊枢』営衛生会篇には三焦の部位と機能について、すでにかなり詳細な記載がある。本難では要点を押さえた論述を行い、また三焦全体の機能が「水穀の道路、気の終始する所」であることを述べている。

　三焦の腑に関しては、第二十五・三十八難の中ではいずれも「名有りて形無し」と称している。『中蔵経』・『千金方』及び李梴『医学入門[2]』・彭用光『体仁彙編[3]』等も、均しくこの説を採っている。しかし意見を異にする者もあり、例えば虞摶『医学正伝[4]』では三焦を「其の体に脂膜有り、腔子の内に在り、六臓五腑の外を包羅する也。」とし、唐容川『血証論[5]』では三焦を「即ち人身の上下内外に相聯するの油膜」と称している。諸説入り乱れて、議論は一致していない。我々の解釈は、第二十五難で心主が「名有りて形無し」といわれた理由と同様に、所謂「無形」とは、目に見える形質がないというわけではなく、三焦とは胸腹腔を分けて上中下の三部としたもので、その中のいくつかの臓腑及びその部分の機能を概括していることを指すのであって、決して一つの独立した臓器をいったものではない、というものである。まさに李梴『医学入門』に「三焦の妙用を観、而る後に臓腑の異にして同、同にして異なるを知る、之れを分かてば則ち十二と為り、之れを合すれば則ち三焦と為る。」というが如きである。喩嘉言『医門法律[6]』の中でも「所謂形なる者は、臓腑の外に別に一物を生ずるを謂うに非ず、其の所を指して形と為すに過ぎざる耳。」としている。

—143—

第三十一難

【訳注】

（1）治は平声の読みと作す：　治は文語音において平声は「おさめる」の意味。なお「おさまる」は去声。

（2）李梃『医学入門』：　李梃は明の人で、字は健斎。常に儒家の論を用いて医学理論を説いた。『医学入門』八巻は経絡、臓腑、診断から臨床各科にまで広く論じたもの。

（3）彭用光『体仁彙編』：　彭用光は明の人。『体仁彙編』五巻は脉理、経絡、蔵象、方剤、薬性などにわたって歴代の関連する記述を集めたもの。

（4）虞搏『医学正伝』：　虞搏は明の人で、字は天民。朱丹渓以後、最も名声を博した医家といわれた。『医学正伝』八巻は『内経』をはじめとする諸家の説の精粋を取り、それに自己の見解を加えたもの。

（5）唐容川『血証論』：　唐容川、名は宗海、字が容川で清の人。早期に中西医学に通じていた人物の一人。『血証論』八巻は中西両医学から血証を詳しく論じたもの。

（6）喩嘉言『医門法律』：　喩喜言、名は昌で字が嘉言、明清間の人。『傷寒論』を深く研究した。『医門法律』六巻の法とは治療法則、律とは医家が犯し易い臨床上の誤りを禁例として示したもの。その豊富な内容は後世に大きな影響を与えた。

—144—

第三十二難

心・肺の部位と気血営衛との関係を論ずる

【原文】

三十二難曰：五臓倶等、而心・肺独在鬲上者、何也。

然：心者血、肺者気。血為栄、気為衛；相随上下、謂之栄衛。通行経絡、営周於外、故令心・肺在鬲上也。

【書き下し】

三十二難に曰く：五臓倶に等し、而るに心・肺独り鬲上に在る者は、何ぞ也。

然り：心なる者は血もてし、肺なる者は気もてす。血は栄と為り、気は衛と為る；相い随いて上下し、之れを栄衛と謂う。経絡を通行し、外に営周す、故に心・肺をして鬲上に在ら令むる也。

【口語訳】

第三十二難の問い：　五臓は皆相い等しいものであるのに、心・肺二臓の位置だけは横隔膜より上にあるが、これはどういうわけか。

答え：　心は血液の運行を主り、肺は一身の気を主る。血中に含まれている豊富な栄養は栄となり、気の持つ体表を保護し、外邪に抵抗し防御する機能は衛となる。両者は互いによりそって全身上下に行き、栄衛と称される。これらは経絡の中を通行し、身体各部にあまねく行き渡るので、心・肺は横隔膜の上に居ることになるのである。

—145—

第三十三難

肝・肺の浮沈と陰陽五行との関係を論ずる

【原文】

三十三難曰：肝青象木、肺白象金。肝得水而沈、木得水而浮；肺得水而浮、金得水而沈。其意何也。

然：肝者、非為純木[1]也、乙角[2]也、庚之柔[3]。大言陰与陽、小言夫与婦[4]。釈其微陽、而吸其微陰[5]之気、其意楽金、又行陰道多[6]、故令肝得水而沈也。肺者、非為純金[1]也、辛商[2]也、丙之柔[3]。大言陰与陽、小言夫与婦。釈其微陰、婚而就火、其意楽火、又行陽道多[6]、故令肺得水而浮也。

肺熟而復沈、肝熟而復浮[7]者、何也。故知辛当帰庚、乙当帰甲也。

【書き下し】

三十三難に曰く：肝は青くして木に象り、肺は白くして金に象る。肝は水を得て沈み、木は水を得て浮かぶ；肺は水を得て浮かび、金は水を得て沈む。其の意　何ぞ也。

然り：肝なる者は、純木為るに非ざる也、乙角也、庚の柔なり。大言すれば陰と陽、小言すれば夫と婦。其の微陽を釈き、而して其の微陰の気を吸う、其の意は金を楽しみ、又た陰道を行くこと多し、故に肝をして水を得て沈ま令むる也。肺なる者は、純金為るに非ざる也、辛商也、丙の柔なり。大言すれば陰と陽、小言すれば夫と婦。其の微陰を釈き、婚して火に就く、

其の意は火を楽しみ、又た陽道を行くこと多し、故に肺をして水を得て浮か令むる也。

肺熟して復た沈み、肝熟して復た浮かぶ者は、何ぞ也。故に辛は当に庚に帰すべく、乙は当に甲に帰すべきを知る也。

【注釈】

〔1〕 純木為るに非ず；純金為るに非ず：　肝は五行の中では木になぞらえ、肺は五行の中では金になぞらえるが、純粋な木或いは金ではないことを指す。

〔2〕 乙角；辛商：　乙角は肝を代表し、辛商は肺を代表する。十干を陰陽に分け（甲・丙・戊・庚・壬は陽に属し、乙・丁・己・辛・癸は陰に属す）、五行に配当し（甲乙を木、丙丁を火、戊己を土、庚辛を金、壬癸を水とする。甲は陽木で胆に属し、乙は陰木で肝に属す。庚は陽金で大腸に属し、辛は陰金で肺に属す。その他は類推のこと）、肝・心・脾・肺・腎はまたそれぞれ角・徴・宮・商・羽の五音に配当する。本難の乙角・辛商は即ち肝と肺を指す[1]。

〔3〕 庚の柔；丙の柔：　庚・丙は十干の中ではいずれも陽に属す。十干は五つおきごとに陰陽の異なる属性によって、五行相克の規則に従い、互いに配偶関係になるが、これを陰陽相配、剛柔相合と呼ぶ。即ち甲は己と、乙は庚と、丙は辛と、丁は壬と、戊は癸とそれぞれ対になる。陽は剛、陰は柔である。よって陰に属する乙木と陽に属する庚金は対になり、そこで乙は庚の柔である。陰に属する辛金と陽に属する丙火は対になり、そこで辛は丙の柔である[2]。

〔4〕 大言すれば陰と陽、小言すれば夫と婦：　乙・庚の間と辛・丙の間には陰陽剛柔の対応関係がある。高い次元から言えば、これは陰陽互根の関係〔陰陽が相互に依存しあう関係〕であり、卑近な比喩では、夫婦の関係のようなものである。

〔5〕 其の微陽を釈き、而して其の微陰を吸う：　釈とは、取り除く

第三十三難

の意味。吸は、吸収。微陽・微陰は、乙木と庚金の性質を指す。五行にはそれぞれ盛んな時期があり、木は春に盛んであるが、乙木は初春に対応する陰木であり、そのときは陰気がまだ盛んで、陽気はまだ微かなので、微陽という。金は秋に盛んであるが、庚金は初秋に応ずる陽金であり、そのときは陽気がまだ盛んで、陰気はまだ微かなので、微陰という。

〔6〕　陰道を行くこと多し；陽道を行くこと多し：　金は秋に盛んで、秋は陰気がようやく盛んになるので、「陰道を行くこと多し」という。火は夏に盛んで、夏は陽気のみが盛んなので、「陽道を行くこと多し」という。

〔7〕　肺熟して復た沈み、肝熟して復た浮かぶ：　熟は、成熟・純粋の意味。肺熟・肝熟とは、辛金がはじめ丙火と、乙木がはじめ庚金とそれぞれ対になって、辛は丙火の性質に従って浮かび（肺金は火を得て浮かぶ）、乙は庚金の性質に従って沈み（肝木は金を得て沈む）、後に相い交わる気が散じることによって、陰陽が分離し、その結果各々その本の性質に返り、純粋な金と木になることを指す。金は沈み木は浮かぶので、「肺熟して復た沈み、肝熟して復た浮かぶ」というのである。

　また『難経彙注箋正』に「熟字は疑う可し、古今の注を作りし各家は、皆な熟字に従いて敷衍し、一として牽強にして通じ難からざる無し、徐霊胎本に熱字に作るを長と為すに如かず。」「蓋し肺に熱有れば則ち清粛の令　行われず、故に其の軽揚の本性を失い、而して沈重と為る。肝に熱あれば則ち木火の焔　上灼す、故に其の沈潜の本性を失い、而して反って升浮す。其の理極めて暁り易しと為す、徐霊胎の注に肺気熱すれば則ち清気下墜し、肝気熱すれば則ち相火　上升すと謂うは、立説亦た甚だ簡明なり。」という。参考に挙げておく。

【口語訳】

　第三十三難の問い：　肝は色が青で、五行の中の木に象り、肺は色が白で、五行の中の金に象る。肝は水に入ると沈むが、木材は水に入ると

—148—

浮くものである。肺は水に入ると浮くが、金属は水に入ると沈むものである。このわけはどういうことか。

　答え：　肝とは、純粋な木ではなく、十干の中では陰性の乙木に属し、五音の中の角音であり、陽性の庚金と対をなすものである。広い意味で言えば、陰陽の対応であり、狭い意味で言えば、夫婦の関係である。乙木はその微弱な陽気を取り払って、庚金の中の微弱な陰気を吸収し、それは金に従って金性を帯びることを喜んでいるのである。秋の陰気がだんだんと盛んになる頃に金もまた盛んとなり、その影響で肝の中には陰が多くなり、陰性は下に向かうため、水に入るとすぐに沈んでしまうのである。肺とは、純粋な金ではなく、十干の中では陰性の辛金に属し、五音の中の商音であり、陽性の丙火と対をなすものである。広い意味で言えば、陰陽の対応であり、狭い意味で言えば、夫婦の関係である。辛金はその微弱な陰気を取り払って、丙火に嫁し、それは火に従って火性を帯びることを喜んでいるのである。夏の陽気が一方的に盛んな時に火もまた盛んとなり、その影響で肺の中には陽が多くなり、陽性は上に向かうので、水に入るとすぐに浮かぶのである。

　肺が成熟して純金になるとまた沈み、肝が成熟して純木になるとまた浮かぶというのは、いったいどういうわけか。これは陰陽が交らず、夫婦が分離して、辛金と乙木が各々その本性に戻るためである。またここから辛金は庚金に戻して配され、純粋な金になった時には沈み、乙木は甲木に戻して配され、純粋な木になった時には浮かぶという道理を知ることができる。

第三十三難

【訳注】

(1) 本注を表にまとめると次のようになる。

陰陽	陽	腑	胆	小腸	胃	大腸	膀胱
		十	甲	丙	戊	庚	壬
陽	陰	干	◯乙	丁	己	◯辛	癸
		臓	肝	心	脾	肺	腎
五　行			木	火	土	金	水
五　音			◯角	徴	宮	◯商	羽

(2) 陰陽相配・剛柔相合

十	陽・剛	甲		丙		戊
	陰・柔		乙		丁	
干	陽・剛		庚		壬	
	陰・柔	己		辛		癸
		甲は己の剛　己は甲の柔	乙は庚の柔　庚は乙の剛	丙は辛の剛　辛は丙の柔	丁は壬の柔　壬は丁の剛	戊は癸の剛　癸は戊の柔

第三十四難

第三十四難

五臓の主る声色臭味液及び五臓と七神との
関係について論ずる

【原文】

　三十四難曰：五臓各有声・色・臭・味・液①、皆可暁知以不。

　然：『十変』[1]言、肝色青、其臭臊、其味酸、其声呼、其液泣；
心色赤、其臭焦、其味苦、其声言、其液汗；脾色黄、其臭香、
其味甘、其声歌、其液涎；肺色白、其臭腥、其味辛、其声哭、
其液涕；腎色黒、其臭腐、其味鹹、其声呻、其液唾。是五臓声
・色・臭・味・液①也。

　五臓有七神、各何所蔵耶。

　然：臓者、人之神気所舎蔵也。故肝蔵魂、肺蔵魄、心蔵神、
脾蔵意与智、腎蔵精与志也。

【書き下し】

　三十四難に曰く：五臓に各々声・色・臭・味・液有り、皆な
暁(さと)し知らす可きや以(いな)た不や。

　然り：『十変』に言う、肝の色は青、其の臭は臊、其の味は
酸、其の声は呼、其の液は泣；心の色は赤、其の臭は焦、其の
味は苦、其の声は言、其の液は汗；脾の色は黄、其の臭は香、
其の味は甘、其の声は歌、其の液は涎；肺の色は白、其の臭は
腥、其の味は辛、其の声は哭、其の液は涕；腎の色は黒、其の
臭は腐、其の味は鹹、其の声は呻、其の液は唾、と。是れ五臓
の声・色・臭・味・液也(なり)。

—151—

第三十四難

　五臓に七神有り、各々何を蔵する所ぞ耶。

　然り：臓なる者は、人の神気の舎蔵する所也。故に肝は魂を
蔵し、肺は魄を蔵し、心は神を蔵し、脾は意と智とを蔵し、腎
は精と志とを蔵する也。

【校勘】

　①液：　もとは無かった。『難経本義』にいう「声色臭味の下に液字を
欠く」を正しいと考え、拠って補う。

【注釈】

〔１〕　『十変』：　古の医経の名。現在では不明である。

【口語訳】

　第三十四難の問い：　五臓にはそれぞれ主っている声・色・臭い・味
・液体があるが、これらをわかりやすく説明してもらえないだろうか。

　答え：　『十変』には「肝が主る色は青、その臭いは臊〔あぶらくさ
い〕、その味は酸、その声は呼〔さけび声〕、その化生した液体は涙。心
が主る色は赤、その臭いは焦〔こげくさい〕、その味は苦〔にがい〕、そ
の声は言〔はなし声〕、その化生した液体は汗。脾が主る色は黄、その臭
いは香〔かんばしい〕、その味は甘、その声は歌〔うたう声〕、その化生
した液体は涎〔よだれ〕。肺の主る色は白、その臭いは腥〔なまぐさ
い〕、その味は辛、その声は哭〔なき声〕、その化生した液体は涕〔はな
みず〕。腎の主る色は黒、その臭いは腐〔くされくさい〕、その味は鹹〔し
おからい〕、その声は呻〔うめき声〕、その化生した液体は唾〔つば〕。」
とある。これらが五臓の主っている声・色・臭い・味・液体である。

　問い：　五臓の中には七種類の名の神が蔵されているが、各臓が蔵し
ているのはどの神か。

　答え：　臓とは、人の様々な神気が宿っている所である。そのため肝

—152—

は魂を蔵し、肺は魄を蔵し、心は神を蔵し、脾は意と智を蔵し、腎は精と志を蔵している。

【解説】

本難と『素問』陰陽応象大論・宣明五気篇、『霊枢』九針論等の中に述べられている関連した内容は、基本的に同じであり、中国医学の基本理論に属している。

七神が五臓に蔵されるという問題は、主として両者間に密接な内在関係があることを説明するものである。『霊枢』本神篇に「生の来たるは之れを精と謂う、両精相い搏つは之れを神と謂う、神に随いて往来する者は之れを魂と謂う、精に並びて出入する者は之れを魄と謂う、物に任ずる所以の者は之れを心と謂う、心に憶う所有るは之れを意と謂う、意の存する所は之れを志と謂う、志に因りて存変するは之れを思と謂う、思に因りて遠慕するは之れを慮と謂う、慮に因りて物に処するは之れを智と謂う。」とある。神・魂・魄・意・智・志等はすべて人の精神活動に属している。これらの精神活動は、人が外界の事物に反応することによって生じる。五臓が蔵している精気は、七神の物質的基礎であり、七神はまた五臓の機能活動が正常であることの現れである。よってもし五臓に病があれば、精神活動の異常を引き起こす恐れがあり、精神活動が異常であれば、反対に五臓の生理機能に影響を及ぼすことになる。この二つの状況は、どちらも臨床において見られるものである。

第三十五難

腑の機能と臓腑の対応関係を論ずる

【原文】

　三十五難曰：五臓各有所腑、皆相近、而心・肺独去大腸・小腸遠者、何也。

　然：経言心栄・肺衛、通行陽気[1]、故居在上；大腸・小腸、伝陰気[2]而下、故居在下。所以相去而遠也。

　又諸腑者、皆陽也、清浄之処。今大腸・小腸・胃与膀胱、皆受不浄[3]、其意何也。

　然：諸腑者、謂是非也。経言：小腸者、受盛之腑[4]也；大腸者、伝瀉行道之腑[5]也；胆者、清浄之腑[6]也；胃者、水穀之腑[7]也；膀胱者、津液之腑[8]也。一腑猶無両名、故知非也。

　小腸者、心之腑；大腸者、肺之腑；胆者、肝之腑；胃者、脾之腑；膀胱者、腎之腑。

　小腸謂赤腸、大腸謂白腸、胆者謂青腸、胃者謂黄腸、膀胱者謂黒腸。下焦之所治也。

【書き下し】

　三十五難に曰く：五臓に各々腑とする所有り、皆な相い近し、而るに心・肺独り大腸・小腸を去ること遠き者は、何ぞ也。

　然り：経に言う、心は栄もてし、肺は衛もてし、陽気を通行す、故に居は上に在り；大腸・小腸は、陰気を伝えて下らしむ、故に居は下に在り、と。所以に相い去りて遠き也。

　又た諸腑なる者は、皆な陽也、清浄の処なり。今ま大腸・小

—154—

腸・胃と膀胱と、皆な不浄を受く、其の意何ぞ也。

然り：諸腑なる者、是く謂うは非也。経に言う：小腸なる者は、受盛の腑也；大腸なる者は、伝瀉行道の腑也；胆なる者は、清浄の腑也；胃なる者は、水穀の腑也；膀胱なる者は、津液の腑也、と。一腑猶お両名無きがごとし、故に非なるを知る也。

小腸なる者は、心の腑；大腸なる者は、肺の腑；胆なる者は、肝の腑；胃なる者は、脾の腑；膀胱なる者は、腎の腑。

小腸は赤腸と謂い、大腸は白腸と謂い、胆なる者は青腸と謂い、胃なる者は黄腸と謂い、膀胱なる者は黒腸と謂う。下焦の治むる所也。

【注釈】

〔１〕 陽気を通行す： 陽気とは、ここでは営衛の気を指す。「陽気を通行す」とは、即ち心肺の持つ営衛の気を通行させる機能のこと。営衛は水穀の精気から変化生成したもので、陽気と総称されるのは、下文の汚れて濁った陰気に対していったものである。

〔２〕 陰気を伝う： 伝は、伝導。陰気とは、ここでは汚れ濁った気を指す。「陰気を伝う」とは、即ち大腸・小腸に水穀の残りかす等の汚れ濁った気を伝導する働きがあるということ。

〔３〕 皆な不浄を受く： 大腸・小腸・胃・膀胱等の腑が貯蔵している食物及びその残りかす等を指し、五臓が貯蔵している精気に対していったもの。これらの物は比較的汚れ濁っているので、「皆な不浄を受く」というのである。

〔４〕 受盛の腑： 受は、受け取る。盛（chéng 城）は、収容する。「受盛の腑」とは、小腸が胃の中ですでに一応消化された水穀を受け入れ収容する腑であることをいったもの。

〔５〕 伝瀉行道の腑： 道は導と同じ。「伝瀉行道の腑」とは、大腸が小腸から下ってきた糟粕を輸送し、導いて下行させ肛門から糞便として

第三十五難

排出する腑であることをいったもの。

〔6〕　清浄の腑：　胆が澄んできれいな胆汁を貯蔵する腑であること
をいったもの。

〔7〕　水穀の腑：　胃が水穀を収容し消化する腑であること をいった
もの。

〔8〕　津液の腑：　津液とは、水液の意味。『諸病源候論』に「津液の
余なる者は、胞に入れば則ち小便と為る。」とあるように、津液の腑とは
膀胱が小便を貯留する腑であることをいったものである。

【口語訳】

　第三十五難の問い：　五臓にはそれぞれ対応する腑があって、それら
の位置はほぼ近接しているのに、心・肺の二臓だけが大腸・小腸からか
なり離れているが、これはどういうわけか。

　答え：　医経に「心は栄を主り、肺は衛を主り、陽気を通行させる機
能があるので、それらの位置は横隔膜の上にある。大腸・小腸は陰気を
下に伝える機能があるので、それらの位置は横隔膜の下にある。」といっ
ている。そのため心と小腸、肺と大腸の距離は比較的離れているのであ
る。

　問い：　また聞くところによると腑はすべて陽に属するので、「陽は清
で陰は濁」という道理に照らすと、それらはすべて清浄な場所のはずで
ある。しかし実際は大腸・小腸・胃や膀胱等は、すべて汚く濁った不浄
物を受納しているが、これはどういうわけか。

　答え：　それぞれの腑について、それらがすべて清浄な所というのは、
正しくない。医経では「小腸は、受盛の腑；大腸は、伝瀉行道の腑；胆
は、清浄の腑；胃は、水穀の腑；膀胱は、津液の腑。」といっている。一
つの腑は混乱した二種の名称を持つことはないので、各腑がどれも清浄
な場所であるという説は誤りであることがわかる。

　小腸は、心の腑である。大腸は、肺の腑である。胃は、脾の腑である。

—156—

胆は、肝の腑である。膀胱は、腎の腑である。

　五臓が主っている色に基づいて、小腸を赤腸といい、大腸を白腸といい、胆を青腸といい、胃を黄腸といい、膀胱を黒腸という。膀胱は下焦が管轄している。

【解説】

　本難で述べている臓腑の対応の内容は、『霊枢』本輸篇の「肺は大腸と合す、大腸なる者は伝導の腑。心は小腸と合す、小腸なる者は受盛の腑。肝は胆と合す、胆なる者は中精の腑。脾は胃と合す、胃なる者は五穀の腑。腎は膀胱と合す、膀胱なる者は津液の腑也。」と内容は基本的に同じである。更にその中の二つの問題について説明を行っている。

　第一は、心と小腸、肺と大腸の距離について、その他の対応する臓腑と比べて離れている理由を論述している。原文では「心は栄もてし、肺は衛もてし、陽気を通行す、故に居は上に在り；大腸・小腸は陰気を伝えて下らしむ、故に居は下に在り。」と述べている。これは陽は上で陰は下、一つは陽気を巡らせ、一つは陰気を伝える、ということから、相互間の生理上の対応と関連を説明したものである。

　第二は、「大腸・小腸・胃と膀胱と皆な不浄を受く」という生理上の特徴から、腑は陽に属すとはいえ、その主な働きは水穀の摂取・消化・吸収・排泄であることを説明している。よって陽清陰濁の理論からは腑が「清浄の腑」であるということはできない。これは別の角度から腑と精気を貯蔵している臓を区別したもので、臓は「精気を蔵して瀉せず[1]」、腑は「物を伝化して蔵せず[1]」の意味と同じである。

　最後に、各腑をそれぞれ赤腸・白腸・青腸・黄腸・黒腸と称するのは、五行の理論から、五臓が主っている色によって臓腑の対応を説明したものである。「腸」の字については、『釈名』では「暢也[2]」としている。腑は瀉して蔵さないので、通暢〔とおる・とおす〕するのがよいのである。胃・胆・膀胱までも腸と称する理由は、ここにあるのかもしれない。

—157—

第三十五難

【訳注】

（1）　精気を蔵して瀉せず；物を伝化して蔵せず：　『素問』五蔵別論の言。

（2）　「暢也」：　『釈名』釈形体に「腸は暢^{チャウ} 也。胃気を通暢して滓穢を去る也。」とあり、暢はとおる・とおすの意味。

第三十六難

腎と命門を論ずる

【原文】

三十六難曰：臓各有一耳、腎独有両者、何也。

然：腎両者、非皆腎也。其左者為腎、右者為命門。命門者、諸神精之所舎、原気之所繋也；男子以蔵精、女子以繋胞[1]。故知腎有一也。

【書き下し】

三十六難に曰く：臓各々一有る耳（のみ）、腎独り両つ有る者は、何ぞ（や）也。

然り：腎両つなる者は、皆なは腎には非ざる也（なり）。其の左なる者を腎と為し、右なる者を命門と為す。命門なる者は、諸々の神精の舎る所、原気の繋る（かか）所也；男子は以て精を蔵し、女子は以て胞（か）に繋く。故に腎に一有るを知る也。

【注釈】

〔1〕 胞： 女子胞、即ち子宮を指す。

【口語訳】

第三十六難の問い： 五臓はそれぞれ一つしかないのに、腎だけは両葉があるが、これはどういうわけか。

答え： 腎臓には両葉があるが、二つとも腎であるわけではない。左側にあるのを腎といい、右側にあるのを命門という。命門とは、神気と

—159—

第三十六難

精気が宿っている所で、また原気が繋がれている所である。男子では精気を貯蔵し、女子では子宮に連繫している。よって腎はやはり一つだけであることがわかるのである。

【解説】

　本難では左を腎とし、右を命門とする命題を提示し、腎が二つある理由を説明している。しかし「命門なる者は、諸々の神精の舎る所、原気の繋る所也；男子は以て精を蔵し、女子は以て胞に繋く。」という論述からみると、ここでいう命門の機能は、実際は腎臓の機能の一部分である。腎には腎陰・腎陽[1]があり、これは人体においてその他の臓腑の陰陽とは異なる特殊な働きを持っていて、人の生長発育・生殖及び各臓腑の生理活動の維持に関与している。つまり全身の各臓腑はすべて腎陰の滋養と腎陽の温養を必要としており、そのため腎陰はまた「真陰」、腎陽はまた「真陽」と称されるのである。腎陰・腎陽が不足すると、すぐに人体の生長発育・生殖と各臓腑の正常な活動に影響を与えることになる。臨床上では、命門火衰証[2]は、即ち腎陽虚証で、命門の火を補う方剤・薬物は、また腎陽を補う方剤・薬物でもある。よって本難の左を腎と為し、右を命門と為す、の「左右」二字は、人体の部位の左右から考えるのではなく、腎陰・腎陽という二方面の機能から理解すべきである。三十九難の「命門なる者は、精神の舎る所也、男子は以て精を蔵し、女子は以て胞に繋く、其の気は腎と通ず。」の一節と相互に参照されたい。

【訳注】

（1）　腎陰・腎陽：　腎陽は腎の生理機能の動力であり、また人体の生命エネルギーの源泉である。腎陰は腎陽の機能活動の物質的基礎となるもので、腎に蔵される精を含む陰液のことである。両者は相互に依存しつつその作用を遂行する。

（2）　命門火衰証：　命門の火は腎陽の別称の一つで、その不足・衰

弱によって引き起こされる証である。主な症状は、寒さをおそれ、手足が冷え、陽痿、滑精、夜尿が頻繁などである。

第三十七難

第三十七難
五臓と七竅の関係及び陰陽気血の
生理と病理について論ずる

【原文】

　三十七難曰：五臓之気、於何発起、通於何許、可暁以不。

　然：五臓者、常内閲[1]於上七竅也①。故肺気通於鼻、鼻和則知香臭矣；肝気通於目、目和則知黒白矣；脾気通於口、口和則知穀味矣；心気通於舌、舌和則知五味矣；腎気通於耳、耳和則知五音矣。五臓不和、則七②竅不通；六腑不和、則留結為癰③。

　邪在六腑、則陽脈不和；陽脈不和、則気留之；気留之、則陽脈盛矣。邪在五臓、則陰脈不和；陰脈不和、則血留之；血留之、則陰脈盛矣。陰気太盛、則陽気不得相営也、故曰格。陽気太盛、則陰気不得相営也、故曰関。陰陽俱盛、不得相営也、故曰関格。関格者、不得尽其命而死矣。

　経言気独行於五臓、不営於六腑者、何也。

　然：夫気之所行也④、如水之流、不得息也。故陰脈営於五臓、陽脈営於六腑⑤、如環無端、莫知其紀、終而復始、其不覆溢、人⑥気内温於臓腑、外濡於腠理[2]。

【書き下し】

　三十七難に曰く：五臓の気、何く（いづく）に発起し、何許（いづく）に通ずる、暁す可きや以（は）た不（や）。

　然り：五臓なる者は、常に上七竅に内閲する也（なり）。故に肺気鼻に通じ、鼻和すれば則ち香臭を知る矣（なり）；肝気　目に通じ、目

—162—

和すれば則ち黒白を知る矣；脾気　口に通じ、口和すれば則ち穀味を知る矣；心気　舌に通じ、舌和すれば則ち五味を知る矣；腎気　耳に通じ、耳和すれば則ち五音を知る矣。五臓和せざれば、則ち七竅通ぜず；六腑和せざれば、則ち留結して癰と為る。

邪　六腑に在れば、則ち陽脈和せず；陽脈和せざれば、則ち気　之れに留まる；気　之れに留まれば、則ち陽脈盛ん矣。邪　五臓に在れば、則ち陰脈和せず；陰脈和せざれば、則ち血　之れに留まる；血　之れに留まれば、則ち陰脈盛ん矣。陰気太だ盛んなれば、則ち陽気相い営（はなは）ることを得ざる也、故に格と曰う。陽気太だ盛んなれば、則ち陰気相い営ることを得ざる也、故に関と曰う。陰陽俱に盛んなれば、相い営ることを得ざる也、故に関格と曰う。関格なる者は、其の命を尽くすことを得ずして死する矣。

経に言う、気独り五臓を行（めぐ）り、六腑を営（めぐ）らずと者は、何ぞ也。

然り：夫れ気の行る所也、水の流るるが如く、息（や）むことを得ざる也（なり）。故に陰脈は五臓を営り、陽脈は六腑を営り、環に端無きが如く、其の紀を知ること莫く、終わりて復た始まり、其れ覆溢せざるは、人気　内は臓腑を温め、外は腠理を濡せばなり。

【校勘】

①常内閣於上七竅也：　もとは「当上関於九竅也」に作った。『霊枢』脈度篇に拠って改める。

②七：　もとは「九」に作った。『霊枢』脈度篇に拠って改める。

③癰：　『難経懸解』には「聚」に作る。

④気之所行也：　明本『難経』には「気之行」に作る。

⑤営於六腑：　この下、明本『難経』には「陰陽相貫」の四字がある。

⑥不覆溢、人：　『難経懸解』には「流溢之」に作る。

—163—

第三十七難

【注釈】

〔1〕 閲： 経過する。ここでは通じ達するの意味。

〔2〕 膝（cōu 湊）理： 人体の筋肉皮膚の間で津液と気血が流通し注ぐ所を指す。

【口語訳】

第三十七難の問い： 五臓の精気はどこから出て、どこまで通じ達しているのか、わかりやすく説明してもらえないだろうか。

答え： 五臓の精気は、常に上部の七竅まで通じ達している。そのため肺の精気は鼻に通じ、鼻の機能が正常に働くことによってにおいの香臭を弁別できるようになる。肝の精気は目に通じ、目の機能が正常に働くことによって色の白黒を見分けられるようになる。脾の精気は口に通じ、口の機能が正常に働くことによって穀物の滋味を味わえるようになる。心の精気は舌に通じ、舌の機能が正常に働くことによって酸・苦・甘・辛・鹹の五味を弁別できるようになる。腎の精気は耳に通じ、耳の機能が正常に働くことによって角・徴・宮・商・羽の五音を聞き分けることができるようになる。もし五臓の機能が失調すれば、七竅が順調に働かなくなり、六腑の機能が失調すると、気血が滞留鬱結して腫れ物ができる。

病邪が六腑を侵すと陽脈を失調させる。陽脈が失調すると、主として気行の滞留となって現れる。気行が滞留すると、陽脈が満ちて盛んとなる。病邪が五臓を侵すと、陰脈を失調させる。陰脈が失調すると、主として血行の滞留となって現れる。血行が滞留すると、陰脈が満ちて盛んとなる。陰脈の気が盛ん過ぎて、陽脈の気が正常に運行できない時を、格という。陽脈の気が盛ん過ぎて、陰脈の気が正常に運行できない時を、関という。陰陽二気がともに旺盛で、互いに正常に運行できない時を、関格という。関格の状況が生じたときは、天寿を全うすることができずに死んでしまう。

—164—

第三十七難

　問い：　医経には「精気は五臓に流行するだけで、六腑には運行しない」とあるが、これはどういう意味か。

　答え：　精気の運行は水の流動と同じで、一時も止まることがない。よって陰脈中の精気は五臓をめぐり、陽脈中の精気は六腑をめぐって、あたかも円環のように始めと終わりがなく、その周流する回数もかぞえることはできず、一巡してはまた循環し始めるが、水のようにこぼれたり外に溢れたりしないのは、人体の精気が、内部では臓腑を温め養い、外部では腠理を潤しているからである。

【解説】

　本難では主として五臓が鼻・目・口・舌・耳等の竅と密接に関係していることを説明している。五臓の機能が正常であるか否かは、七竅に反映される。例えば肺気が順調でない時は、鼻がつまって鼻水が出る。肝陰が不足する時は、目がかすんだり光を恐れたりする。これは臨床の診断治療にとって重要な意義があるので、更に研究が進められるべきである。本難と『霊枢』脈度篇の関連した内容は同じである。

　陰脈・陽脈の不調和を述べた一節では、病邪が五臓・六腑を侵した時の基本的病理変化は陰陽の失調・気血の滞留であることを指摘している。もし病状が進展して、陰陽が隔てられ、気血が巡らない「関格」にまで至った時は、疾病はすでに深刻な段階に入っており、予後は思わしくないことが多い。このことは病機〔病気の発生・進展の規律〕の分析と証候の判断の際の助けとなる。

　最後に精気の運行と作用について論述し、人体の精気が「独り五臓を行る」わけではなく、周流してやまず、陰経・陽経を通じて五臓と六腑に運行し、臓腑を温め養い腠理を潤す働きを持つことを述べている。

—165—

第三十八難

臓は五、腑は六であることを論ずる

【原文】

三十八難曰：臓唯有五、腑独有六者、何也。

然：所以腑有六者、謂三焦也。有原気之別[1]焉、主持諸気、有名而無形、其経属手少陽。此外腑[2]也、故言腑有六焉。

【書き下し】

三十八難に曰く：臓に唯だ五有り、腑に独り六有る者は、何ぞ也。

然り：腑に六有る所以の者は、三焦を謂う也。原気の別焉に有り、諸気を主持す、名有りて形無し、其の経は手の少陽に属す。此れ外腑也、故に腑に六有りと言う焉。

【注釈】

〔1〕 原気の別有り：　別は特別の使い、即ち使者の意味。「原気の別有り」とは、三焦には原気を引導し、全身各部に至らせる作用があることを指す。

〔2〕 外腑：　『難経』では三焦は名があって形がなく、その他の腑と異なり、五腑以外の腑と考えるので、外腑という。

【口語訳】

第三十八難の問い：　臓は五つしかないのに、腑は六つあるが、これはどういうことか。

―166―

第三十八難

　答え：　腑が六つあるというのは、三焦を中に含めているからである。三焦には原気の使者という働きがあり、全身の臓腑・経絡等の気化[1]活動をつかさどり、名だけあって特定の形態を持たず、その経脈は手の少陽経に属す。これは五腑以外の一つの腑なので、腑は六つあるというのである。

【訳注】

　（1）　気化：　広義には陰陽の気が万物を化生することを指す。中国医学において普通は臓腑の機能、気血の伝播、経絡の流注等の生理的な気の作用としての運行変化を表す。また三焦の体液調節を「三焦気化」といい、膀胱の排尿機能を「膀胱気化」というように、ある器官の特殊な機能を概括する場合に用いられることもある。

第三十九難

腑は五、臓は六であることを論ずる

【原文】

三十九難曰：経言腑有五、臓有六者、何也。

然：六腑者、正有五腑也。五臓亦有六臓者、謂腎有両臓也。其左為腎、右為命門。命門者、精神之所舎也；男子以蔵精、女子以繋胞。其気与腎通。故言臓有六也。

腑有五者、何也。

然：五臓各一腑、三焦亦是一腑、然不属於五臓、故言腑有五焉。

【書き下し】

三十九難に曰く：経に言う、腑に五有り、臓に六有りと者は、何ぞ也。

然り：六腑なる者は、正には五腑有る也。五臓も亦た六臓有り者は、腎に両臓有るを謂う也。其の左を腎と為し、右を命門と為す。命門なる者は、精神の舎る所也；男子は以て精を蔵し、女子は以て胞に繋く。其の気　腎と通ず。故に臓に六有りと言う也。

腑に五有り者は、何ぞ也。

然り：五臓各々一腑、三焦も亦た是れ一腑、然るに五臓に属せず、故に腑に五有りと言う焉。

—168—

【口語訳】

第三十九難の問い：　医経に「腑は五つあり、臓は六つある。」というが、これはどういう意味か。

答え：　腑は六つあるというのは、その実　正式には五つしかない。五臓がまた六臓と称されることがあるのは、腎が二つの臓を含んでいるからである。その左の臓を腎といい、右の臓を命門という。命門とは、精気と神気が宿っている所である。男子では精気を貯蔵し、女子では子宮に連繋している。その気は腎と互いに通じている。そのため臓は六つあるというのである。

問い：　それでは腑が五つしかないというのは、一体どのように理解したらよいか。

答え：　五臓にはそれぞれ表裏の関係にある腑が一つあるが、三焦は腑の一つであるとはいえ、五臓に配属されないので、正式な腑は五つしかないというのである。

第四十難

第四十難
鼻の嗅覚・耳の聴覚と
内臓との関係を論ずる

【原文】

四十難曰：経言肝主色、心主臭、脾主味、肺主声、腎主液。鼻者、肺之候[1]、而反知香臭；耳者、腎之候、而反聞声、其意何也。

然：肺者、西方金也、金生於巳[2]、巳者南方火、火者心、心主臭、故令鼻知香臭；腎者、北方水也、水生於申[2]、申者西方金、金者肺、肺主声、故令耳聞声。

【書き下し】

四十難に曰く：経に言う、肝は色を主り、心は臭を主り、脾は味を主り、肺は声を主り、腎は液を主る、と。鼻なる者は、肺の候、而るに反って香臭を知る；耳なる者は、腎の候、而るに反って声を聞く、其の意何ぞ也。

然り：肺なる者は、西方金也、金は巳に生ず、巳なる者は南方火、火なる者は心、心は臭を主る、故に鼻をして香臭を知ら令む；腎なる者は、北方水也、水は申に生ず、申なる者は西方金、金なる者は肺、肺は声を主る、故に耳をして声を聞か令む。

【注釈】

〔1〕 候： 変化の状況のこと。五臓は内にあるが、その生理・病理の状況は外に反映されるので、「候」はまた「外候」ともいう。

〔2〕 金は巳に生ず；水は申に生ず： 巳・申は十二支の中の二つで

—170—

ある。十二支は五行に振り分けられ、方位に配当される場合、巳（午）は火に属して南方であり、申（酉）は金に属して西方となる（寅卯は木に属して東方となり、亥子は水に属して北方となり、辰戌丑未は土に属して中央に位置する）。「金は巳に生ず」「水は申に生ず」もまた五行相生の説に属すが、木は火を生じ、火は土を生じ、土は金を生じ、金は水を生ず、という五行相生の順序とは異なっているため、このような五行相生を「五行長生」と呼ぶ。

【口語訳】

第四十難の問い：　医経に「肝は色を主り、心は臭いを主り、脾は味を主り、肺は声を主り、腎は水液を主る。」という。そうすると鼻は肺の竅で、肺の外候であるのに、香臭をかぎわけることができ、耳は腎の竅で、腎の外候であるのに、音を聞くことができるのは、一体どういう意味か。

答え：　肺は、西方・金に属すが、「五行長生」からすると、金は巳に生ずるものであり、巳は南方・火に配され、火は心と同類で、心が臭いを主ることから、肺の竅である鼻に香臭をかぎわけさせることができるのである。腎は、北方・水に属し、水は申に生じるものであり、申は西方・金であり、金は肺と同類で、肺が声を主ることから、腎の竅である耳に音を聞かせることができるのである。

【解説】

五臓と声・色・臭い・味・液との関係は、第三十四難の中ですでに具体的な論述がなされていたが、本難では更に五臓の色・臭い・味・声・液に対する管轄を述べている。例えば五臓と五色の対応では、肝は青を主り、脾は黄を主り、心は赤を主り、肺は白を主り、腎は黒を主ることになっている。本難で肝が色を主るというのは、五色を識別するのが肝の管轄であることをいったものである。目は肝の竅であるため、肝は色

—171—

第四十難

を主るというのである。そのほか心は臭いを主る・脾は味を主る・肺は
声を主る・腎は液を主る等も、その意味する所は「肝は色を主る」の義
と類似している。しかし七竅の機能と五臓の管轄は、実際は肝は色を主
り、目に開竅し、目は能く五色を察するというように完全に一致するわ
けではない。そこで「鼻なる者は、肺の候、而るに反って香臭を知る；
耳なる者は、腎の候、而るに反って声を聞く」という疑問が出されたの
である。『難経』はこの問題に対する解答として、「五行長生」の説を用
いて内臓間の相互の長生の関係を説くことにより、鼻が臭いを嗅ぎ、耳
が声を聞くという道理を説明している。所謂「金は巳に生ず」「水は申に
生ず」とは、鼻は肺の竅であるが、肺金の生理機能の動力の源は心（巳）
であり、心がもともと臭いを主っているので、鼻が臭いを主ることにな
るという意味であり、また耳は腎の竅であるが、腎水の生理機能の動力
の源は肺（申）であり、肺がもともと声を主っているので、耳が声を聞
くことを主ることになるという意味である。

—172—

第四十一難

肝に両葉あることを論ずる

【原文】

　四十一難曰：肝独有両葉、以何応也。

　然：肝者、東方木也。木者、春也。万物始生、其尚幼少、意無所親[1]、去太陰[2]尚近、離太陽[3]不遠、猶有両心[4]、故有両葉、亦応木葉也。

【書き下し】

　四十一難に曰く：肝に独り両葉有るは、以て何に応ずる也。

　然り：肝なる者は、東方木也。木なる者は、春也。万物始めて生ずるは、其れ尚お幼少にして、意に親しむ所無し、太陰を去ること尚お近く、太陽を離るること遠からずして、猶お両心有るが如し、故に両葉有り、亦た木葉に応ずる也。

【注釈】

　〔1〕　意に親しむ所無し：　親は、親しい。「意に親しむ所無し」とは、特に親しい関係にあるものがないことを指す。

　〔2〕　太陰：　冬季を指す。

　〔3〕　太陽：　夏季を指す。

　〔4〕　両心：　春季は気候が温和で、寒冷の冬季にまだ近く、また炎熱の夏季とも離れてはおらず、陰陽寒熱の中間に介在しており、或いは陽に従い、或いは陰に従うので、両心という。上の文の「意に親しむ所無し」の意味に対応している。

—173—

第四十一難

【口語訳】

　第四十一難の問い：　肝臓だけ特別に両葉あるが、これはどんな事物と相応しているのか。

　答え：　肝臓は、東方・木に属す。木は、春に属す。万物が発生成長し始める時は、それはまだ比較的幼少であって、特に親しむものはなく、冬ともまだ近く、夏とも離れておらず、冬と夏の中間に位置し、陽に従ったり、陰に従ったりするために、肝には両葉ある訳だが、またこれは草木の若い苗の葉が二つに分かれている様子にも対応している。

第四十二難

人体臓腑の解剖と機能を論ずる

【原文】

四十二難曰：人腸胃長短、受水穀多少、各幾何。

然：胃大[1]一尺五寸、径[2]五寸、長二尺六寸、横屈[3]受水穀三斗五升、其中常留穀二斗、水一斗五升。小腸大二寸半、径八分分之少半[4]、長三丈二尺、受穀二斗四升、水六升三合合之大半[4]。回腸[5]大四寸、径一寸半、長二丈一尺、受穀一斗、水七升半。広腸[6]大八寸、径二寸半、長二尺八寸、受穀九升三合八分合之一。故腸胃凡長五丈八尺四寸、合受水穀八斗七升六合八分合之一。此腸胃長短、受水穀之数也。

肝重四③斤四両、左三葉、右四葉、凡七葉、主蔵魂。心重十二両、中有七孔三毛[7]、盛精汁三合、主蔵神。脾重二斤三両、扁広三寸、長五寸、有散膏[8]半斤、主裹血[9]、温五臓、主蔵意。肺重三斤三両、六葉両耳[10]、凡八葉、主蔵魄。腎有両枚、重一斤一両、主蔵志。

胆在肝之短葉間、重三両三銖[11]、盛精汁三合。胃重二斤二両、紆曲屈伸[12]長二尺六寸、大一尺五寸、径五寸、盛穀二斗、水一斗五升。小腸重二斤十四両、長三丈二尺、広二寸半、径八分分之少半、左回畳積十六曲、盛穀二斗四升、水六升三合合之大半。大腸重二斤十二両、長二丈一尺、広四寸、径一寸②、当斉右迴③十六曲、盛穀一斗、水七升半。膀胱重九両二銖、縦広九寸、盛溺[13]九升九合。

—175—

第四十二難

　口広二寸半、唇より歯に至る長九分、歯以後会厭に至る、深三寸半、大いに容るること五合。舌の重さ十両、長七寸、広二寸半。咽門の重さ十二両、広二寸半、胃に至る長一尺六寸。喉嚨の重さ十二両、広二寸、長一尺二寸、九節。肛門の重さ十二両、大八寸、径二寸大半、長二尺八寸、穀を受くること九升三合八分合の一。

【書き下し】

　四十二難に曰く：人の腸胃の長短、水穀を受くることの多少は、各々幾何ぞ。

　然り：胃は大一尺五寸、径五寸、長二尺六寸、横屈して水穀三斗五升を受け、其の中　常には穀二斗、水一斗五升を留む。小腸は大二寸半、径八分分の少半、長三丈二尺、穀二斗四升、水六升三合合の大半を受く。回腸は大四寸、径一寸半、長二丈一尺、穀一斗、水七升半を受く。広腸は大八寸、径二寸半、長二尺八寸、穀九升三合八分合の一を受く。故に腸胃凡て長五丈八尺四寸、合して水穀八斗七升六合八分合の一を受く。此れ腸胃の長短、水穀を受くるの数也。

　肝は重さ四斤四両、左三葉、右四葉、凡て七葉、魂を蔵することを主る。心は重さ十二両、中に七孔三毛有り、精汁三合を盛り、神を蔵することを主る。脾は重さ二斤三両、扁広三寸、長五寸、散膏半斤有り、血を裹むことを主り、五臓を温め、意を蔵することを主る。肺は重さ三斤三両、六葉両耳、凡て八葉、魄を蔵することを主る。腎は両枚有り、重さ一斤一両、志を蔵することを主る。

　胆は肝の短葉の間に在り、重さ三両三銖、精汁三合を盛る。胃は重さ二斤二両、紆曲もて屈伸すれば長二尺六寸、大一尺五寸、径五寸、穀二斗、水一斗五升を盛る。小腸は重さ二斤十四両、長

—176—

三丈二尺、広二寸半、径八分分の少半、左に回り畳積すること十六曲、穀二斗四升、水六升三合合の大半を盛る。大腸は重二斤十二両、長二丈一尺、広四寸、径一寸、斉に当たりて右に迴ること十六曲、穀一斗、水七升半を盛る。膀胱は重九両二銖、縦の広九寸、溺九升九合を盛る。

　口は広二寸半、唇より歯に至る長九分、歯より以後会厭に至る、深三寸半、大　五合を容る。舌は重十両、長七寸、広二寸半。咽門は重十二両、広二寸半、胃に至る長一尺六寸。喉嚨は重十二両、広二寸、長一尺二寸、九節あり。肛門は重十二両、大八寸、径二寸大半、長二尺八寸、穀九升三合八分合の一を受く。

【校勘】

　①四：　もとは「二」に作った。『難経集注』に拠って改める。

　②寸：　この下、明本『難経』には「半」の字がある。

　③迴：　この下、明本『難経』には「畳積」の二字がある。

【注釈】

　〔1〕　大：　周囲の長さ。

　〔2〕　径：　直径。

　〔3〕　横屈：　胃が充満しているときの湾曲した形態を形容している。

　〔4〕　少半・大半：　三分の一が少半、三分の二が大半。

　〔5〕　回腸：　大腸のこと。現代の解剖学でいう回腸は小腸の下部を指し、ここことは別のものである。

　〔6〕　広腸：　大腸の末端部分のこと。現代解剖学でのS状結腸と直腸を含む。

　〔7〕　七孔三毛：　『難経彙注箋正』は『列子』を引いて「心の七孔と

—177—

第四十二難

は、本と是れ古人習慣の常語」「三毛……其の何を指す所かを知らざる矣^{なり}」
という。

〔8〕　散膏：　『難経彙注箋正』では膵臓組織を指すものとする。

〔9〕　裏血：　血を統べることで、血を脈外に流出させないようにすること。

〔10〕　葉、耳：　垂れ下がっているのが葉、横に出ているのが耳。

〔11〕　銖：　古代の重量を計る名詞。二十四銖を一両とする。

〔12〕　紆曲もて屈伸す：　ここでは胃の湾曲した所を伸ばしてその長さを計ることを指す。

〔13〕　溺：　音義は「尿」と同じ。

【口語訳】

第四十二難の問い：　人体の胃腸の長さ、水穀を収容する量は、それぞれどれくらいか。

答え：　胃の周囲は一尺五寸、直径は五寸、長さは二尺六寸で、充満する時は湾曲した状態で水穀三斗五升を収容するが、その中は通常食物を二斗、水を一斗五升留めることができる。小腸の周囲は二寸半、直径は八分と三分の一分、長さは三丈二尺で、穀物二斗四升、水液六升三合と三分の二合を収容することができる。回腸の周囲は四寸、直径は一寸半、長さ二丈一尺で、穀物一斗、水液七升半を収容することができる。広腸の周囲は八寸、直径は二寸半、長さは二尺八寸で、水穀のかす九升三合と八分の一合を収容することができる。よって胃腸全体の長さは五丈八尺四寸、合わせて水穀八斗七升六合と八分の一合を収容することができる。これが胃腸の長さ、及び水穀を収容する量の総計である。

肝の重さは四斤四両、左側に三葉、右側に四葉、合わせて七葉あり、精神活動面の働きでは魂を蔵することを主る。心の重さは十二両、その中には七つの穴と三本の毛があり、営血三合を貯蔵し、精神活動面の働きでは神を蔵することを主る。脾の重さは二斤三両、平たい面の幅は三

—178—

寸、長さは五寸、散膏が半斤付着し、血液を包括することを主り、五臓を温養し、精神活動面の働きでは意を蔵することを主る。肺の重さは三斤三両、六葉と二耳、合わせて八葉あり、精神活動面の働きでは魄を蔵することを主る。腎は二枚あって、重さは一斤一両、精神活動面の働きでは志を蔵することを主る。

　胆は肝の短い葉の間にあって、重さは三両三銖、胆汁三合を貯蔵する。胃の重さは二斤二両、屈曲している所の長さは二尺六寸、周囲は一尺五寸、直径は五寸で、穀物二斗、水液一斗五升を収容する。小腸の重さは二斤十四両、長さは三丈二尺、周囲は二寸半、直径は八分と三分の一分、左に廻りながら折り重なって十六の湾曲部分があり、穀物二斗四升、水液六升三合と三分の二合を収容することができる。大腸の重さは二斤十二両、長さは二丈一尺、周囲は四寸、直径は一寸、臍の下で右に廻って十六回湾曲し、穀物一斗、水液七升半を収容する。膀胱の重さは九両二銖、縦の幅は九寸、小便九升九合を収容する。

　口は幅二寸半、唇から歯までの長さは九分、歯から後ろの喉頭蓋までは、深さ三寸半、五合のものを納められる大きさである。舌は重さ十両、長さは七寸、幅二寸半。咽門の重さは十二両、幅二寸半、胃までの長さは一尺六寸である。気管の重さは十二両、幅二寸、長さ一尺二寸、全部で九つの節がある。肛門の重さは十二両、周囲は八寸、直径は二寸と三分の二寸、長さは二尺八寸、水穀の残りかす九升三合と八分の一合を納めることができる。

【解説】

　本難は古代の解剖学の文献資料の一つであり、五臓・五腑及び口・舌・咽・喉・肛門等の組織器官の周囲・直径・長さ・幅・重さ・容量等をかなり詳細に述べている。古今の度量衡を換算して照らし合わせてみると、本難に記載されている数値は、その多くが現代の解剖学にかなり近いもので、解剖学の発展史上における重要な成果の一つといえる。しか

第四十二難

しその中で一部の臓器の形態に対する叙述、例えば「肝に七葉有り」「心に七孔三毛有り」「肺に六葉両耳有り」等は、現代の解剖学とは一致しない。

　本難では脾臓の生理に対して「血を裹むことを主る」の説を挙げているが、これは脾不統血証(1)の治療に関する最も古い理論的根拠であり、臨床上価値の高いものである。

【訳注】

（1）　脾不統血証：　脾気が虚であって血液を統括できない症状。

—180—

第四十三難

飲食しないと七日で死ぬ原理を論ずる

【原文】

四十三難曰：人不食飲、七日而死者、何也。

然：人胃中当有留穀二斗、水一斗五升。故平人日再至圊[1]、一行二升半、一①日中五升、七日五七三斗五升、而水穀尽矣。故平人不食飲七日而死者、水穀津液俱尽、即死矣。

【書き下し】

四十三難に曰く：人食飲せざれば、七日にして死す者は、何ぞ也。

然り：人の胃中　当に穀二斗、水一斗五升を有ち留むべし。故に平人　日に再び圊に至り、一行に二升半、一日　五升に中り、七日にして五七　三斗五升、而して水穀尽くる矣。故に平人食飲せざること七日にして死す者は、水穀津液俱に尽きて、即ち死する矣。

【校勘】

①一：　もとは無かった。『霊枢』平人絶穀篇に拠って補う。

【注釈】

〔1〕　再び圊（qīng 清）に至る：　圊は、便所。「再び圊に至る」とは、二回便所に行き排便するという意味。

—181—

第四十三難

【口語訳】

　第四十三難の問い：　人が飲食物をとらないと、七日で死んでしまうのは、どういうわけか。

　答え：　人の胃の中は穀物を二斗、水液を一斗五升留めておけるはずである。ふつう健康な人は毎日二度排便し、毎回の排便量は二升半で、一日に合計五升排便するので、七日で五×七　三斗五升となり、そこで水穀のかすのすべてが排泄し尽くされてしまう。そのため健康な人が飲食物をとらないと七日で死亡してしまうのは、水穀や津液がすべて尽きてしまうからである。

第四十四難

七衝門の名称と部位を論ずる

【原文】

四十四難曰：七衝門[1]何在。

然：唇為飛門[2]、歯為戸門[3]、会厭為吸門[4]、胃為賁門[5]、太倉下口為幽門[6]、大腸小腸会為闌門[7]、下極為魄門[8]、故曰七衝門也。

【書き下し】

四十四難に曰く：七衝門何くにか在る。

然り：唇を飛門と為し、歯を戸門と為し、会厭を吸門と為し、胃を賁門と為し、太倉の下口を幽門と為し、大腸小腸の会を闌門と為し、下極を魄門と為す、故に七衝門と曰う也。

【注釈】

〔1〕 七衝門： 衝は要路。門は出入口。七衝門とは、消化・吸収系統における七つの重要な出入口を指す。

〔2〕 飛門： 飛は古くは「扉」と通じていた。扉は門の扉。唇が開閉し、飲食物がここより入る様子は、門扉と似ているので、唇を飛門というのである。

〔3〕 戸門： 飲食物が口に入るのに、真っ先に歯を通過する様は、出入口を通るのに似ているので、歯を戸門というのである。

〔4〕 吸門： 会厭〔喉頭蓋〕は喉の上方にあって、喉頭口を覆い隠して、食物が誤って喉頭腔に入るのを防ぐ働きを持つ。会厭は呼吸の気

—183—

が出入りする時と飲食物が入る時に必ず通る所なので、吸門というのである。

〔5〕 賁門： 賁は「奔」に通じる。賁門は胃の上口にあって、上は食道につながっており、食物はここより急速に流れて下るのでこの名がある。

〔6〕 太倉の下口を幽門と為す： 穀物を貯蔵する倉庫を太倉という。胃は水穀の海であるので、胃のことを太倉とも称する。幽は、深遠という意味。幽門は胃の下口にあって、下は小腸につながっており、比較的深く遠いためこの名がある。

〔7〕 闌門： 闌は「欄」に通じる。門の欄のこと。闌門は小腸と大腸の接する所で、門の欄が出入りの境目にあたるのに似ているのため、この名がある。

〔8〕 魄門： 魄は「粕」に通じ、糟粕の意味。魄門とは、肛門のこと。糟粕はここより排出されるため、この名がある。

【口語訳】

第四十四難の問い： 人体の七つの重要な出入口は、どこにあるのか。

答え： 唇を飛門といい、歯を戸門といい、喉頭蓋を吸門といい、胃の上口を賁門といい、胃の下口を幽門といい、大腸と小腸の境目を闌門といい、胴体の最下部にある糟粕を排出する所を魄門という。それで七衝門というのである。

【解説】

本難で論じている七衝門とは、古代の解剖部位の名称である。これらは消化器系統と呼吸器系統における重要な部位であり、賁門・幽門等の名称は現在でも引き続き用いられている。命名の由来から、その生理作用を知ることができる。

第四十五難

八会の部位と主治を論ずる

【原文】

　四十五難曰：経言八会者、何也。

　然：腑会太倉[1]、臓会季脇[2]、筋会陽陵泉[3]、髄会絶骨[4]、血会鬲兪[5]、骨会大杼[6]、脈会太淵[7]、気会三焦外一筋直両乳内[8]也。熱病在内者、取其会之気穴也①。

【書き下し】

　四十五難に曰く：経に八会と言う者は、何ぞ也。

　然り：腑会は太倉、臓会は季脇、筋会は陽陵泉、髄会は絶骨、血会は鬲兪、骨会は大杼、脈会は太淵、気会は三焦　外の一筋両乳の内に直る也。熱病　内に在る者は、其の会の気穴を取る也。

【校勘】

　①気会三焦……気穴也：　『史記正義[1]』に引用するものは「気会三焦、此謂八会也」に作り、「外一筋」以下の二十字が無い。

【注釈】

　〔1〕　太倉：　本来は胃の別名であるが、ここでは中脘穴を指す。臍上四寸、即ち胸骨剣状突起先端と臍を結んだ線の中間点にある。

　〔2〕　季脇：　本来は肋軟骨の総称であるが、ここでは章門穴を指す。第十一肋骨の遊離した先端のやや下方にある。

—185—

第四十五難

〔３〕　陽陵泉：　穴名。腓骨頭の前下方のくぼんだ所にある。

〔４〕　絶骨：　　穴名。別名懸鐘穴。外踝の上三寸にある。

〔５〕　膈兪：　　穴名。第七胸椎棘突起の下、両側一寸五分の所にある。

〔６〕　大杼：　　穴名。第一胸椎棘突起の下、両側一寸五分の所にある。

〔７〕　大淵：　　穴名。腕関節横紋の上、長母指外転筋腱と橈側手根屈筋腱を結んだ線の中間点にある。

〔８〕　両乳の内に直る：　膻中穴を指す。第三十一難に「其の治は膻中に在り、玉堂の下一寸六分、両乳間の陥に直る者是なり。」とある。両乳の間で胸骨の正中線上にある。

【口語訳】

第四十五難の問い：　医経に「人体に八会がある」というが、何を指しているのか。

答え：　六腑の気が集まる所は中脘穴であり、五臓の気が集まる所は章門穴であり、筋が集まる所は陽陵泉穴であり、髄が集まる所は絶骨穴であり、血が集まる所は膈兪穴であり、骨が集まる所は大杼穴であり、脈が集まる所は太淵穴であり、気が集まる所は両乳の中間の膻中穴である。熱邪によって引き起こされた内熱の病変はすべて、これら精気の集まっている穴位を取って治療することができる。

【解説】

八会とは臓・腑・筋・骨・髄・脈・気・血の八つの精気が、運行過程中に集まる部位である。この八つの会集点はいずれも経脈中の腧穴なので、八会穴ともいう。八会は生理上　臓・腑・気・血等と特殊な関係を持っているので、これら臓器組織に属する病変（熱性病及び内傷病を含む）はすべて、これと相関する会穴を取って治療できる。例えば膻中では胸悶・気促等の気機不調の病症を治すことができるし、膈兪では血虚及び慢性の出血性病症等を治すことができる。

—186—

「脈会は太淵」の「脈」字は全身の経脈を指している。太淵は手の太陰肺経の腧穴で、寸口の部位に位置する。第一難でいう「寸口なる者は、脈の大会、手の太陰の動脈也」は、「脈会は太淵」の意味と一致するものである。

【訳注】

（1） 『史記正義』： 『史記』扁鵲倉公列伝の扁鵲が虢の太子を蘇生させる段の『正義』。

第四十六難

第四十六難
老若によって目覚めと眠りが
異なる原因を論ずる

【原文】

四十六難曰：老人臥而不寐、少壮寐而不寤者、何也。

然：経言少壮者、血気盛、肌肉滑、気道通、栄衛之行不失於常、故昼日精[1]、夜不寤也。老人血気衰、肌肉不滑、栄衛之道濇、故昼日不能精、夜不得寐也。故知老人不得寐也。

【書き下し】

四十六難に曰く：老人は臥して寐ねず、少壮は寐ねて寤めざる者は、何ぞ也。

然り：経に言う、少壮の者は、血気盛ん、肌肉滑らか、気道通じ、栄衛の行 常を失わず、故に昼日は精にして、夜は寤めざる也。老人は血気衰え、肌肉滑らかならず、栄衛の道濇る、故に昼日は精なること能わず、夜は寐ぬることを得ざる也、と。故に老人 寐ぬることを得ざるを知る也。

【注釈】

〔1〕 精： 気力が充実していること。

【口語訳】

第四十六難の問い： 老人は床に就いても寝つけず、少年や壮年は寝つくとなかなか目が覚めないというは、どういうわけか。

—188—

答え：　医経に「少年と壮年の者は、血気が充実し盛んで、肌肉は潤ってつやがあり、気道はよく通り、栄気・衛気の運行が正常なので、昼間は気力が充実しており、夜間は寝つくとなかなか目が覚めない。老人は血気が衰え、肌肉は潤いとつやを失い、栄気と衛気が運行する通路が滞るので、昼間は気力がなく、夜間も寝つけない。」という。このことから老人は夜寝つきが悪いことがわかる。

【解説】

　本難では老人が眠れず、若者が目覚めない原因は、主に気血が充実しているか衰えているかと、栄衛の運行が正常であるか滞っているか、にあることを明らかにしている。およそ気血が旺盛であれば、栄衛の運行は常態を失うことはなく、夜眠ると目覚める。気血が虚弱であると、栄衛の道が滞り、夜はなかなか寝つけない。一定の年齢に達すると、栄衛気血は必然的に衰退に向かうので、老人が寝つけないのは老化の一般的現象であり、また生理上自然の成り行きである。もしまだ年をとっていないのにこのような現象があるなら、それは病態であり、適切な治療が必要となる。栄衛の失調が不眠を引き起こすという理論については、『霊枢』大惑論に「衛気　陰に入るを得ず、常に陽に留まる。陽に留まれば則ち陽気満つ。陽気満つれば則ち陽蹻盛ん；陰に入るを得ざれば、則ち陰気虚す。故に目　瞑らず。」「衛気　陰に留まりて、陽を行くを得ず。陰に留まれば則ち陰気盛ん、陰気盛んなれば則ち陰蹻満つ；陽に入るを得ざれば、則ち陽気虚す。故に目　閉づる也。」「夫れ衛気なる者は、昼日は常に陽を行き、夜は陰を行く、故に陽気尽くれば則ち臥し、陰気尽くれば則ち寤む。」とある。参考にされたい。

第四十七難

第四十七難
顔面部だけが寒さに耐えられる原因を論ずる

【原文】

　四十七難曰：人面独能耐寒者、何也。

　然：人頭者、諸陽[1]之会也。諸陰脈[2]皆至頸・胸中而還、独諸陽脈皆上至頭耳、故令面耐寒也。

【書き下し】

　四十七難に曰く：人面独り能く寒に耐うる者は、何ぞ也。

　然り：人頭なる者は、諸陽の会也。諸陰の脈皆な頸・胸中に至りて還り、独り諸陽の脈皆な上って頭に至る耳、故に面をして寒に耐え令むる也。

【注釈】

〔1〕　諸陽：　手足の三陽経脈を指す。

〔2〕　諸陰脈：　手足の三陰経脈を指す。

【口語訳】

　第四十七難の問い：　人の顔面部だけが寒さに耐えられるのは、どういう原因からか。

　答え：　人の頭部は、手足の三陽経脈が集まっている所である。手足の三陰経脈はいずれも頸部或いは胸中まで至ると戻っていくが、手足の三陽経脈だけはすべて上って頭部に至るので、顔面部は寒さに耐えるこ

—190—

とができるのである。

【解説】

　本難では顔面部が寒さに耐え得る原因は、主として手足の三陽経脈が
すべて頭顔部まで順行することにより、頭顔部に経気が充満して寒さに
耐えられることを述べている。十二経脈の順行状況によると、手足の各
陽経の起点或いは終点は、いずれも頭顔部にある。しかし手足の各陰経
は、直接には頭顔部に到達しないとはいえ、陽経との対応関係を通じて、
頭顔に関係している。そのため『霊枢』邪気臓腑病形論では「十二経脈、
三百六十五絡、其の血気皆な面に上りて空竅に走る、……其の気の津液
皆な上りて面を薫し、而して皮　又た厚く、其の肉堅し、故に天気甚だ
寒きも之れに勝つ能わざる也。」という。ここから、人の頭顔部だけが寒
さに耐え得るのは、十二経脈の気血すべてと密接に関係しているからで
あり、諸陽経は主要な地位を占めているだけに過ぎないことがわかる。

第四篇　疾　病

　　本篇には第四十八難から第六十一難までを含み、主として病因・病機・病証等の内容を論述している。病因の面では、風・寒・暑・湿・温・熱や憂愁・思慮・怒り及び飲食・疲労倦怠等を挙げ、更に「正経自ら病む」と「五邪の傷る所」の二種類の異なる性質の疾病について述べ、臨床で病因を分析する際の手本としている。病機の分析については、望・聞・問・切の四診に熟達して、臓腑の生理機能に結び付け、陰陽・表裏・寒熱・虚実を運用し分析を行って弁証の基礎とすることを要求する。その他、五行生克の関係を運用して、疾病の伝変と予後の良し悪しを説明している。病証の面では、積聚・傷寒・泄瀉・癲狂・心痛・頭痛等のよく見られる病気を挙げて、概括的な論述を行い、病証を弁別する際の範例としている。

第四十八難

第四十八難

疾病の三虚三実を論ずる

【原文】

　四十八難曰：人有三虚三実、何謂也。

　然：有脈之虚実、有病之虚実、有診之虚実也。脈之虚実者、濡者為虚、牢①者為実。病之虚実者、出者為虚、入者為実[1]；言者為虚、不言者為実[2]；緩者為虚、急者為実。診之虚実者②、痒者為虚、痛者為実[3]；外痛内快、為外実内虚、内痛外快、為内実外虚。故曰虚実也。

【書き下し】

　四十八難に曰く：人に三虚三実有りとは、何の謂ぞ也。

　然り：脈の虚実有り、病の虚実有り、診の虚実有る也。脈の虚実なる者は、濡なる者を虚と為し、牢なる者を実と為す。病の虚実なる者は、出づる者を虚と為し、入る者を実と為す；言う者を虚と為し、言わざる者を実と為す；緩なる者を虚と為し、急なる者を実と為す。診の虚実なる者は、痒き者を虚と為し、痛き者を実と為す；外痛く内快きを、外実内虚と為し、内痛く外快きを、内実外虚と為す。故に虚実と曰う也。

【校勘】

　①牢：　この字の上にもと「緊」字があった。『脈経』平虚実第十に拠って削る。

　②者：　この字の下にもと「濡者為虚、牢者為実」の八字があった。

—194—

『脈経』平虚実第十に拠って削る。

【注釈】

〔1〕 出づる者を虚と為し、入る者を実と為す： 二通りの解釈がある。一つは『難経本義』に「出づる者を虚と為すとは、是れ五臓自ら病み、内由りして外に之く、……入る者を実と為すとは、是れ五邪の傷る所、外由りして内に之く。」というもの。つまり内傷(1)によって臓腑が発病し、日が経つにつれ正気が虚し、それが外に現れて顔色がすぐれず、身体が痩せたりするので、「出づる者を虚と為す」といい、外に六淫〔風・寒・暑・湿・燥・火の六種の病邪〕の侵襲を受け、発展伝変して内臓に至ると、邪気が偏って盛んになることが多いので「入る者を実と為す」というのだとする説。もう一つの解釈は、『難経経釈』に「出は精気の外耗、汗・吐・下(2)の如きの類を謂い、凡そ内従り出づる者は皆な是れなり。入は邪気の内結、能く食いて便閉じ、風寒を感受するが如きの類を謂い、凡そ外従り入る者は皆な是れなり。」というもの。二つの説は相互に補い合うべきものである。

〔2〕 言う者を虚と為し、言わざる者を実と為す： 「言う者を虚と為す」とは、まだ言語に影響の出ていない慢性病を指す。「言わざる者を実と為す」とは、邪が甚だしく閉塞して話すことができない急性病を指す。

〔3〕 痒き者を虚と為し、痛き者を実と為す： 『難経経釈』に「血気少くして肌肉充つる能わざれば則ち痒く、邪気聚りて営衛和するを得ざれば則ち痛し。」という。よって前者は虚に属し、後者は実に属す。

【口語訳】

第四十八難の問い： 人の病には三虚三実があるが、これは何のことをいっているのか。

答え： 脈象面での虚実があり、病証面での虚実があり、診察面での

―195―

第四十八難

虚実がある。所謂脈象の虚実とは、ふつう軟らかで弱く力のないものは
虚に属し、堅くて力強いものは実に属す。所謂病証の虚実とは、ふつう
内から外に出るものは虚に属し、外から内に入るものは実に属す。言語
が正常なものは虚に属し、言語に障害を来たしたものは実に属す。疾病
の進行が緩慢なものは虚に属し、発病が急卒なものは実に属す。所謂診
察の虚実とは、ふつう痒みがあるものは虚に属し、痛みがあるものは実
に属す。手で押さえてみて、外部が痛み内部には痛みがないものは外実
内虚に属し、内部が痛み外部には痛みがないものは内実外虚に属す。こ
のようなわけで疾病には虚と実があるというのである。

【解説】

　本難では脈象・病証・診察の三つの面から、疾病の虚実の概況を弁別
することを論述している。虚証実証の症状の現れ方は多方面に亘り、本
難では例を挙げているにすぎないが、他にも虚中夾実、実中夾虚[3]等の病
症もあるので、臨床時には必ず四診を相互に参照し、総合的に分析しな
ければならない。こうすることによってはじめて疾病の虚実、及び虚実
が交錯している場合等の複雑な状況を正確に判断することが可能となる
のである。

【訳注】

　（１）　内傷：　病因の一つで、体内において臓気を損傷して病に至ら
しめるもの。例えば七情の不節制、飲食の飢餓・飽食、労倦、房事過度
などである。

　（２）　汗・吐・下：　中国医学の治療法の最も基本的な三方法。汗法は
体表から発汗によって、吐法は口から吐き出すことによって、下法は肛
門から便通によって、それぞれ病邪を体外へ追い出す方法。

　（３）　虚中夾実、実中夾虚：　虚弱症の中に実邪が認められるが、虚
証が主となるものが虚中夾実。実邪が結集した疾病に虚証が認められる

—196—

第四十八難

が、邪気が旺盛で正気が不足するものが実中夾虚。

第四十九難

第四十九難
正経が自ら病むものと五邪の傷害による病の区別を論ずる

【原文】

　四十九難曰：有正経自病[1]、有五邪[2]所傷、何以別之。

　然：経言①憂愁思慮則傷心；形寒飲冷則傷肺；恚[3]怒気逆、上而不下則傷肝；飲食労倦則傷脾；久坐湿地、強力入水則傷腎。是正経之自病也。

　何謂五邪。

　然：有中風、有傷暑、有飲食労倦、有傷寒、有中湿。此之謂五邪。

【書き下し】

　四十九難に曰く：正経自ら病む有り、五邪の傷る所有り、何を以て之れを別たん。

　然り：経に言う、憂愁思慮すれば則ち心を傷る；形寒飲冷すれば則ち肺を傷る；恚怒して気逆し、上りて下らざれば則ち肝を傷る；飲食労倦すれば則ち脾を傷る；久しく湿地に坐し、強力して水に入れば則ち腎を傷る、と。是れ正経の自ら病む也。

　何をか五邪と謂う。

　然り：風に中る有り、暑に傷らるる有り、飲食労倦有り、寒に傷らるる有り、湿に中る有り。此れを之れ五邪と謂う。

—198—

第四十九難

【校勘】

　①経言：　もとは無かった。『難経集注』に拠って補う。

【注釈】

　〔1〕　正経自ら病む：　正経とは、十二正経を指す。経脈は内に臓腑に属すので、ここでは経脈に連なる内臓を指している。自ら病むとは、病邪が臓を傷害したため、その臓が直接疾病を生じたのであって、他の臓から疾病が伝変してきたものではないことを指している。

　〔2〕　五邪：　即ち下文の風・寒・暑・湿・飲食労倦という五種類の病因のこと。

　〔3〕　恚 (huì 恵)：　恨む・怒るの意味。

【口語訳】

　第四十九難の問い：　疾病には正経が自ら病むものがあり、五邪の傷害によるものがあるが、どのように区別したらよいか。

　答え：　医経に「憂愁思慮が過度であると心臓が損なわれる。身体が寒を受けたり冷たいものを飲食すると肺臓が損なわれる。怨恨憤怒が甚だしいと気が上逆し、気が上逆して下降することができないと肝臓が損なわれる。飲食が不規則だったり疲労倦怠が過度であると脾臓が損なわれる。湿った場所に長い間座っていたり、頑張って力仕事をしてから水に入ると腎臓が損なわれる。」とある。これらが正経が自ら病むものである。

　問い：　五邪の傷害によるものとは何のことか。

　答え：　風に傷られるもの、暑に傷られるもの、飲食過労倦怠に傷られるもの、寒に傷られるもの、湿に傷られるものがある。これらを五邪というのである。

—199—

第四十九難

【原文】

　仮令心病、何以知中風得之。

　然：其色当赤。何以言之。肝主色、自入為青、入心為赤、入
脾為黄、入肺為白、入腎為黒。肝為心邪、故知当赤色。其病身
熱、脇下満痛、其脈浮大而弦[1]。

【書き下し】

　仮令えば心病は、何を以て風に中り之れを得たるを知らん。

　然り：其の色　当に赤なるべし。何を以て之れを言わん。肝
は色を主り、自ら入りては青を為し、心に入りては赤を為し、
脾に入りては黄を為し、肺に入りては白を為し、腎に入りては
黒を為す。肝　心邪と為る、故に当に赤色なるべきを知る。其
の病は身熱し、脇下満痛す、其の脈は浮・大にして弦。

【注釈】

　〔1〕　仮令えば心病……其の脈は浮・大にして弦：　『難経』では五邪
と五臓は対応しており、風邪は肝を傷り、暑邪は心を傷り、飲食労倦は
脾を傷り、寒邪は肺を傷り、湿邪は腎を傷る、というように特定の邪気
は特定の臓を侵す、と考えている。しかし五邪はこれと対応関係にある
臓を侵すことはもちろん、その他の臓を侵すこともできる。この一節で
は風邪は肝を傷るものであるが、心を傷ることもできるため、肝病の症
状に加えて心病の症状も現れること、または心と肝が同時に発病したり、
肝から心に伝入したりすることを説明している。これを「肝　心邪と為
る」というのである。肝は五色を主っており、病邪が異なる臓を侵すと、
異なる色を現す。「心に入りては赤を為す」ので、「肝　心邪と為る」で
あれば、赤色を現すことになる。下の四節では、傷害する邪は異なり、
主る所はそれぞれ異なるが、みな同じ原理であるので、ここから類推す

—200—

ることができる。

【口語訳】

問い：　心臓に疾病が生じたとすると、風の傷害によって病を得たことが何からわかるのか。

答え：　病人の顔面は赤色を呈するはずである。何からこういえるか。肝は五色を主るので、病邪が肝自身に入ると青色を呈し、心に入ると赤色を呈し、脾に入ると黄色を呈し、肺に入ると白色を呈し、腎に入ると黒色を呈する。肝の邪が心に伝入するために、顔面が赤色になるのが当然であることがわかる。他に身体が発熱し、脇下が膨満して痛む症状があり、その脈象は浮・大で弦である。

【原文】

何以知傷暑得之。

然：当悪焦①臭。何以言之。心主臭、自入為焦臭、入脾為香臭、入肝為臊臭、入腎為腐臭、入肺為腥臭。故知心病傷暑得之、当悪焦①臭。其病身熱而煩、心痛、其脈浮大而散。

【書き下し】

何を以て暑に傷られ之れを得たるを知らん。

然り：当に焦臭を悪むべし。何を以て之れを言わん。心は臭を主り、自ら入りては焦臭と為し、脾に入りては香臭と為し、肝に入りては臊臭と為し、腎に入りては腐臭と為し、肺に入りては腥臭と為す。故に心病　暑に傷られて之れを得れば、当に焦臭を悪むべきを知る。其の病は身熱して煩し、心痛す、其の脈は浮・大にして散。

第四十九難

【校勘】

①焦：　もとはなかった。『難経古義』に拠って補う。

【口語訳】

問い：　暑の傷害によって病を得たことが何からわかるのか。

答え：　病人は焦臭を嫌うはずである。何からこういえるか。心は五臭を主るので、病邪が心自身に入ると焦臭を嫌い、脾に入ると香臭を嫌い、肝に入ると臊臭を嫌い、腎に入ると腐臭を嫌い、肺に入ると腥臭を嫌う。このため心病が暑の傷害によるものである場合、焦臭を嫌うのが当然であることがわかる。他に身体が発熱して煩躁⁽¹⁾し、心が痛む症状があり、その脈象は浮・大で散である。

【原文】

何以知飲食労倦得之。

然：当喜苦味也①。何以言之。脾主味、入肝為酸、入心為苦、入肺為辛、入腎為鹹、自入為甘。故知脾邪入心、為喜苦味也。其病身熱而体重嗜臥、四肢不収、其脈浮大而緩。

【書き下し】

何を以て飲食労倦もて之れを得たるを知らん。

然り：当に苦味を喜むべき也。何を以て之れを言わん。脾は味を主り、肝に入りては酸と為し、心に入りては苦と為し、肺に入りては辛と為し、腎に入りては鹹と為し、自ら入りては甘と為す。故に脾邪　心に入らば、苦味を喜むを為すを知る也。其の病は身熱して体重く臥を嗜み、四肢収まらず、其の脈は浮・大にして緩。

—202—

第四十九難

【校勘】

①也：　この下にもと「虚為不欲食、実為欲食」の九字があった。『難経本義』は「上下の文に発する所無し、疑うらくは錯簡衍文ならん。」とする。拠って削る。

【口語訳】

　問い：　不規則な飲食と過度の疲労倦怠によって病を得たことが何からわかるのか。

　答え：　病人は苦味を好むはずである。何からこういえるのか。脾は五味を主るので、病邪が肝に入ると酸味を好み、心に入ると苦味を好み、肺に入ると辛味を好み、腎に入ると鹹味を好み、脾自らに入ると甘味を好む。そのため脾の邪が心に伝入すると、苦味を好むようになるのである。他に身体が発熱してだるく重く、眠りたがり、手足が屈伸できなくなる症状があり、その脈象は浮・大で緩である。

【原文】

　何以知傷寒得之。

　然：当讝言妄語。何以言之。肺主声、入肝為呼、入心為言、入脾為歌、入腎為呻、自入為哭。故知肺邪入心、為讝言妄語也。其病身熱、洒洒悪寒、甚則喘咳、其脈浮大而濇。

【書き下し】

　何を以て寒に傷られ之れを得たるを知らん。

　然り：　当に讝言妄語すべし。何を以て之れを言わん。肺は声を主り、肝に入りては呼を為し、心に入りては言を為し、脾に入りては歌を為し、腎に入りては呻を為し、自ら入りては哭を

—203—

第四十九難

為す。故に肺邪　心に入らば、譫言妄語を為すを知る也。其の病は身熱し、洒洒として悪寒し、甚だしきは則ち喘咳す、其の脈は浮・大にして濇。

【口語訳】

　問う：　寒の傷害によって病を得たことが何からわかるのか。

　答え：　病人はわけのわからないことを口走るはずである。何からこういえるのか。肺は五声を主るので、病邪が肝に入ると呼び、心に入るとわけのわからないことを言い、脾に入ると歌い、腎に入ると呻き、肺自身に入ると哭く。そのため肺の邪が心に伝入すると、わけのわからないことを口走るようになるのである。その他身体が発熱し、ぞくぞくと悪寒がし、ひどい場合は喘ぎ咳込む症状があり、その脈象は浮・大で濇である。

【原文】

　何以知中湿得之。

　然：当喜汗出不可止。何以言之。腎主液①、入肝為泣、入心為汗、入脾為涎、入肺為涕、自入為唾。故知腎邪入心、為汗出不可止也。其病身熱而小腹痛、足脛寒而逆、其脈沈濡而大。

　此五邪之法也。

【書き下し】

　何を以て湿に中り之れを得たるを知らん。

　然り：当に喜く汗出て止む可からざるべし。何を以て之れを言わん。腎は液を主り、肝に入りては泣を為し、心に入りては汗を為し、脾に入りては涎を為し、肺に入りては涕を為し、自ら入りては唾を為す。故に腎邪　心に入らば、汗出でて止む可

—204—

第四十九難

からざるを為すを知る也。其の病は身熱して小腹痛み、足脛寒
えて逆す、其の脈は沈・濡にして大。

此れ五邪の法也。

【校勘】
①液： もとは「湿」に作った。明本『難経』に拠って改める。

【口語訳】
問い： 湿の傷害によって病を得たことが何からわかるのか。
答え： 病人は常に汗が出て止まらないはずである。何からこういえ
るのか。腎は五液を主るので、病邪が肝に入ると涙が出、心に入ると汗
が出、脾に入ると涎が出、肺に入ると涕が出、腎自身に入ると唾が出る。
そのため腎の邪が心に伝入すると、常に汗が出て止まらなくなるのであ
る。他に身体が発熱し、下腹部が痛み、足脛が寒くて逆冷する症状があ
り、その脈象は沈・濡で大である。

以上が五邪の傷害による病を診察する方法である。

【解説】
一、本難の「正経自ら病む」と「五邪の傷る所」に対し、歴代の注家
の見解は主として二つのものがある。一つは「正経自ら病む」は内傷に
属し、「五邪の傷る所」は外感に属すとするもの。もう一つは臓自身に直
接発病するものを「正経自ら病む」とし、他の臓から疾病が伝変してき
たもの（或いは二つの臓が同時に発病するもの）を「五邪の傷る所」と
するもの。
二、肝病は「身熱し、脇下満痛す」、心病は「身熱して煩し、心痛す」
等の五臓の病状に関する本難の論述は、古人が実践的な観察から得たも
のに、臓腑・経絡学説を運用して、五臓と五体の全身的対応関係から分
析帰納して総括した結果であり、臨床の弁証に対して、一定の価値を持

—205—

第四十九難

っている。

　病因・病理の論述については、本難では五行説を運用して五邪が五つ
の臓腑に入ることを分析すると同時に、心病を例として、邪が五臓に入
ると、五色・五臭・五味・五声・五液等の方面に変化が現れることを説
明し、声・色・臭・味・液の診断における意義を強調している。

【訳注】

　（1）　煩燥：　胸の中がほてって暑くなりいらだつことを煩といい、手
足をばたばたさせて落ち着かないことを燥という。

第五十難

五邪の伝変を論ずる

【原文】

　五十難曰：病有虚邪、有実邪、有賊邪、有微邪、有正邪、何以別之。

　然：従後来者為虚邪、従前来者為実邪[1]、従所不勝来者為賊邪、従所勝来者為微邪[2]、自病者為正邪。何以言之。仮令心病、中風得之為虚邪、傷暑得之為正邪、飲食労倦得之為実邪、傷寒得之為微邪、中湿得之為賊邪。

【書き下し】

　五十難に曰く：病に虚邪有り、実邪有り、賊邪有り、微邪有り、正邪有り、何を以て之れを別たん。

　然り：後従り来る者を虚邪と為し、前従り来る者を実邪と為し、勝たざる所従り来る者を賊邪と為し、勝つ所従り来る者を微邪と為し、自ら病む者を正邪と為す。何を以て之れを言わん。仮令えば心の病むは、風に中り之れを得るを虚邪と為し、暑に傷られ之れを得るを正邪と為し、飲食労倦もて之れを得るを実邪と為し、寒に傷られ之れを得るを微邪と為し、湿に中り之れを得るを賊邪と為す。

【注釈】

　〔1〕　後従り来る者を虚邪と為し、前従り来る者を実邪と為す：　これは五行相生の関係から論じたものである。後は、我を生じる臓を指し、

—207—

第五十難

前は、我が生じる臓を指す。『難経正義』は「病に虚邪有り者は、如えば心臓は火に属し、其の病邪　肝木従り伝来す、木は火を生ずれば、則ち木は応に火の後に居るべし、是れ我を生じる者なり、邪　生気を挟みて来れば、進むと雖も而れども退き易し、故に後従り来る者は虚邪なりと曰う也。病に実邪有り者は、如えば心は火に属し、其の病邪　脾土従り伝来す、火は土を生ずれば、則ち土は火の前に位居す、是れ我の気を受くる者なり、其の力　方に旺、還りて相い克するも、其の勢必ず盛、故に前従り来る者は実邪也。」という。

〔2〕　勝たざる所従り来る者を賊邪と為し、勝つ所従り来る者を微邪と為す：　これは五行相乗の関係から論じたものである。勝たざる所とは、我を克す臓を指し、勝つ所とは、我が克す臓を指す。賊とは、害するという意味。『難経正義』に「病に賊邪有り者は、如えば心は火に属し、其の病邪　腎水従り伝来す、水は火を克すれば、心は克さ受て勝つ能わず、臓気本より已に相い制す、而して邪気其の力を挟みて来れば、残削すること必ず甚だし、故に勝たざる所従り来る者は賊邪なりと曰う也。病に微邪有り者は、如えば心は火に属し、其の邪　肺金従り伝来す、火は金を克すれば、金は克さ受て火能く勝つ、臓気既に我に制せ受るれば、則ち邪気も亦た深く入る能わず、故に勝つ所従り来る者は微邪なりと曰う也。」という。

【口語訳】

　第五十難の問い：　病邪には虚邪があり、実邪があり、賊邪があり、微邪があり、正邪があるが、何によって区別するのか。

　答え：　我を生じる臓から伝来したものを虚邪といい、我が生じる臓から伝来したものを実邪といい、我に克つ臓から伝来したものを賊邪といい、我が克つ臓から伝来したものを微邪といい、本臓の邪から発病したものを正邪という。どうしてこのようにいうのか。例えば心臓に疾病が生じた場合、肝に属する風邪に中ってなったものを虚邪といい、心自

—208—

第五十難

身に属する暑邪に傷られてなったものを正邪といい、脾に属する飲食労倦の邪に傷られてなったものを実邪といい、肺に属する寒邪に傷られてなったものを微邪といい、腎に属する湿邪に中ってなったものを賊邪という。

第五十一難

好き嫌いと臓腑の疾病との関係を論ずる

【原文】

　五十一難曰：病有欲得温者、有欲得寒者、有欲得見人者、有不欲得見人者、而各不同、病在何臓腑也。

　然：病欲得寒、而欲見人者、病在腑也；病欲得温、而不欲見人者、病在臓也。何以言之。腑者陽也、陽病欲得寒、又欲見人；臓者陰也、陰病欲得温、又欲閉戸独処、悪聞人声。故以別知臓腑之病也。

【書き下し】

　五十一難に曰く：病に温を得んと欲する者有り、寒を得んと欲する者有り、人を見るを得んと欲する者有り、人を見るを得んと欲せざる者有り、而して各々同じからず、病　何れの臓腑に在り也。

　然り：病に寒を得んと欲し、而して人を見んと欲する者は、病　腑に在る也；病に温を得んと欲し、而して人を見んと欲せざる者は、病　臓に在る也。何を以て之れを言わん。腑なる者は陽也、陽病は寒を得んと欲し、又た人を見んと欲す；臓なる者は陰也、陰病は温を得んと欲し、又た戸を閉ざして独り処らんと欲し、人声を聞くを悪む。故に以て臓腑の病を別ち知る也。

【口語訳】

　第五十一難の問い：　病人には温暖を好むものがあり、冷涼を好むも

—210—

のがあり、人に会いたがるものがあり、人に会いたがらないものがあって、これらはそれぞれ状況が異なるが、病は臓にあるのかそれとも腑にあるのか。

　答え：　病人が冷涼を好み、また人に会いたがるなら、病変は腑にある。病人が温暖を好み、また人に会いたがらないなら、病変は臓にある。どうしてこのようにいうのか。腑は陽に属すので、陽熱の病は冷涼を好み、また人に会いたがる。臓は陰に属すので、陰寒の病は温暖を好み、また門戸を閉ざして家に独りで閉じ込もりたがり、他人の声を耳にするのを嫌う。よってこれらから臓の疾病であるか腑の疾病であるかを区別して知ることができるのである。

【解説】

　本難では病人の好き嫌いから臓病であるか腑病であるかを区別している。その根拠は、腑は陽に属し、陽は熱を主るので、「寒を得んと欲する」し、陽はまた動を主るので、「又た人を見んと欲する」という理論と、臓は陰に属し、陰は寒を主るので、「温を得んと欲する」し、陰はまた静を主るので、「又た戸を閉ざして独り処らんと欲し、人声を聞くを悪む」という理論である。これは第四難の脈象の速さによって臓病・腑病を区別するのと同じであり、いずれも陰陽学説によって例を挙げて説いたものである。『素問』陽明脈解篇に「足の陽明の脈病は、人と火とを悪む」とある。よって臓病にも熱証があり、腑病にも寒証があるのであって、病人の好き嫌いも、絶対とはいえない。具体的な病状に基づいて、臓に属すか腑に属すか、寒に属すか熱に属すかを分別することが、より万全といえよう。

第五十二難

臓と腑では発病の根本が異なることを論ずる

【原文】

　五十二難曰：腑臓発病、根本[1]等不。

　然：不等也。

　其不等奈何。

　然：臓病者、止而不移、其病不離其処；腑病者、彷彿[2]賁響[3]、上下行流、居処無常。故以此知臓腑根本不同也。

【書き下し】

　五十二難に曰く：腑臓の病を発するは、根本等しきや不や。

　然り：等しからざる也（なり）。

　其の等しからざること奈何。

　然り：臓病なる者は、止りて移らず、其の病　其の処を離れず；腑病なる者は、彷彿として賁響し、上下に行流し、居処に常無し。故に此れを以て臓腑の根本同じからざるを知る也。

【注釈】

　〔1〕　根本：　樹木の根。ここでは発病の原因の意。

　〔2〕　彷彿：　仿佛[1]に同じ。あるようでない、捉えどころがないという意味。

　〔3〕　賁響：　気が走り回って音をたてることを指す。

—212—

第五十二難

【口語訳】

　第五十二難の問い：　腑と臓に疾病が生じる場合、その発病原因は同じであるか。

　答え：　同じではない。

　問い：　その違いはどのようであるか。

　答え：　臓に疾病が生じると、一カ所に留まって移動せず、病の部位はもとの場所を離れない。腑に疾病が生じると、あるかないかわからないような気が奔走して音をたて、上下に流動して、部位は固定しない。これらの状況から臓と腑の発病の原因が同じではないことがわかるのである。

【解説】

　本難でいう臓病・腑病とは、癥瘕積聚を指していったものである。癥と積は固定していて形のある腫れや塊りである。瘕と聚は押さえてみると形があるようなときもあるが、固定した部位がなく、あったりなかったりで、実際は無形の気が集まったり散じたりしている状態である。臓は陰に属して静を主るので、癥積を臓病といい、腑は陽に属して動を主るので、瘕聚を腑病というのである。

【訳注】

（1）　仿佛：　「仿佛」は現在の中国で使われている簡体字であり、昔使われていた繁体字「彷彿」に対応する文字として「仿佛」を挙げ、注釈としたもの。これを日本で普通に使う漢字に直すと繁体字と同じ「彷彿」になる。

—213—

第五十三難

七伝・間臓の伝変と予後を論ずる

【原文】

五十三難曰：経言七伝[1]者死、間臓[2]者生。何謂也。

然：七伝者、伝其所勝也。間臓者、伝其子也。何以言之。仮令心病伝肺、肺伝肝、肝伝脾、脾伝腎、腎伝心、一臓不再傷、故言七伝者死也[3]。間臓者、伝其所生也①。仮令心病伝脾、脾伝肺、肺伝腎、腎伝肝、肝伝心、是母子相伝、竟而復始、如環無端、故曰生也。

【書き下し】

五十三難に曰く：経に言う、七伝する者は死し、間臓する者は生く、と。何の謂ぞ也。

然り：七伝なる者は、其の勝つ所に伝うる也。間臓なる者は、其の子に伝うる也。何を以て之れを言わん。仮令えば心病は肺に伝え、肺は肝に伝え、肝は脾に伝え、脾は腎に伝え、腎は心に伝う、一臓再たびは傷られず、故に七伝する者は死すと言う也。間臓なる者は、其の生ずる所に伝うる也。仮令えば心病は脾に伝え、脾は肺に伝え、肺は腎に伝え、腎は肝に伝え、肝は心に伝う、是れ母子相伝、竟りて復た始まり、環に端無きが如し、故に生くと曰う也。

【校勘】

①間臓者、伝其所生也：　もとは無かった。明本『難経』に拠って補

—214—

第五十三難

う。

【注釈】

〔1〕 七伝： 歴代の注家で解釈が異なる。『難経本義』は紀天錫を引いて「心自りして始まり、次を以て相伝し、肺の再びに至る、是れ七伝也。」といい、『難経集注』で呂広は「七は、当に次字の誤りと為すべき也。此の下に間字有り、即ち上 当に次に為るべきを知る。」という。七伝とはそれが克す所の臓に伝わることである。

〔2〕 間臓： 間は隔てるの意味。五行相克の順序からすると、金・木・土・水・火であるが、上へ一つおきに数えれば、火は土を生ず・水は木を生ず等となる。よって間臓とはそれが生ずる所の臓に伝わることである。

〔3〕 一臓再びは傷られず、故に七伝する者は死すと言う也： 各臓は再度病を受けることはできないということで、例えば心病が肺に伝わり、一周してまた肺に伝わるのは、肺臓が再度病を受けることであるから、七伝する者は死すというのである。

【口語訳】

第五十三難の問い： 医経に「五臓の疾病で七伝に属すものは死に、間臓に属すのものは生きる」とある。これはどういう意味か。

答え： 所謂七伝とは、それが勝つ所の臓に伝わることである。間臓とは、それが生ずる所の子の臓に伝わることである。どうしてこのようにいうのか。例えば心臓の疾病は肺に伝わり、肺から肝に伝わり、肝から脾に伝わり、脾から腎に伝わり、腎から心に伝わるが、どの臓も病を二度受けることはできないので、七伝の予後は思わしくないというのである。間臓とは、それが生ずる所の子の臓に伝わることであり、例えば心臓の疾病は脾に伝わり、脾から肺に伝わり、肺から腎に伝わり、腎から肝に伝わり、肝から心に伝わるが、これは母臓と子臓間の相伝であり、

—215—

第五十三難

母子相生の気は終わればまた始まって、あたかも円環に端がないのと同
様なので、予後は良好なことが多いというのである。

第五十四難

臓病と腑病の治療の難易を論ずる

【原文】

　五十四難曰：臓病難治、腑病易治、何謂也。

　然：臓病所以難治者、伝其所勝也；腑病易治者、伝其子也。与七伝・間臓同法也。

【書き下し】

　五十四難に曰く：臓病は治し難く、腑病は治し易しとは、何の謂ぞ也。

　然り：臓病　治し難き所以の者は、其の勝つ所に伝うれば也；腑病　治し易き者は、其の子に伝うれば也。七伝・間臓と同法也。

【口語訳】

　第五十四難の問い：　五臓の病は治し難く、六腑の病は治し易いが、これはどういうわけか。

　答え：　五臓の病が治し難いのは、それが克つ所の臓に伝えるからである。六腑の病が治し易いのは、それが生ずる所の臓に伝えるからである。これは前難でいう七伝・間臓によって予後の良し悪しを弁別するのと同じ方法である。

【解説】

　本難では前難を受け継ぎ、臓病が治し難く、腑病が治し易い原因を五

—217—

第五十四難

行生克関係を用いることによって更に踏み込んで説明している。臓病腑
病の深浅と軽重から論じれば、五臓は陰に属し、裏を主るので、その病
は比較的深くかつ重いので、治し難い。六腑は陽に属し、表を主るので、
その病は比較的浅くかつ軽いので、治し易い。これは一般論である。臨
床上では臓病が皆必ずしも治し難いものではなく、また腑病すべてが治
し易いというわけではないので、一概に論じることはできない。

第五十五難

積と聚の症状と鑑別を論ずる

【原文】

　五十五難曰：病有積[1]、有聚[2]、何以別之。

　然：積者、陰気也；聚者、陽気也。故陰沈而伏、陽浮而動。気之所積名曰積、気之所聚名曰聚。故積者、五臓所生；聚者、六腑所成也。積者、陰気也、其始発有常処、其痛不離其部、上下有所終始、左右有所窮処[3]；聚者、陽気也、其始発無根本、上下無所留止、其痛無常処、謂之聚。故以是別知積聚也。

【書き下し】

　五十五難に曰く：病に積有り、聚有り、何を以て之れを別たん。

　然り：積なる者は陰気也；聚なる者は陽気也。故に陰は沈みて伏し、陽は浮びて動く。気の積む所は名づけて積と曰い、気の聚まる所は名づけて聚と曰う。故に積なる者は五臓の生ずる所；聚なる者は六腑の成す所也。積なる者は陰気也、其の始めて発するに常処有り、其の痛みは其の部を離れず、上下に終始する所有り、左右に窮処する所有り；聚なる者は陽気也、其の始めて発するに根本無し、上下に留止する所無し、其の痛みに常処無し、之れを聚と謂う。故に是れを以て積聚を別ち知る也。

—219—

第五十五難

【注釈】

〔1〕 積： 蓄えるの意味。ここでは病名。気血が蓄積し、次第に積み重なってなる病のこと。

〔2〕 聚： 合するの意味。ここでは病名。気の流れが滞り、一時に集まってなる病のこと。

〔3〕 窮処： 境界の意味。

【口語訳】

第五十五難の問い： 疾病には積と称するものがあり、聚と称するものがあるが、どのように見分けるのか。

答え： 積は陰気が病となったもの、聚は陽気が病となったものである。陰の性質のものは沈んで潜伏し、陽の性質のものは浮かんで遊動する。有形の陰気が積み重なって生じたものを積と呼び、無形の陽気が集まってできたものを聚と呼ぶ。だから積病は陰に属する五臓が生ずるものであり、聚病は陽に属する六腑がつくるものである。積は陰気が蓄積したものであるから、特定の場所に発生し、痛みも一定の部位から離れず、上下に始まりと終わりがあり、左右にも境界がある。聚は陽気が集まったものなので、発生しても一定の形質がなく、上になったり下になったりして停留している一定の部位がなく、その痛みも決まった場所がないので、これを聚という。よってこれらの症状から積病であるか聚病であるかを知ることができるのである。

【解説】

一般的に、聚病は気機が阻害され停滞することによって、一時的に集合したもので、あったりなかったり、集まったり散じたりして、移動性がある。積病は気血が集積してなったもので、一定の形質と決まった部位がある。積と聚の弁別に対する『難経』の方法は、現在の臨床においてもなお規範的意義を持つものである。

—220—

第五十六難

五臓の積病を論ずる

【原文】

　五十六難曰：五臓之積、各有名乎。以何月何日得之。

　然：肝之積名曰肥気[1]、在左脇下、如覆杯、有頭足。久不愈、令人発咳逆、瘧瘧[2]、連歳不已。以季夏[3]戊己日得之。何以言之。肺病伝於肝、肝当伝脾、脾季夏適王、王者不受邪、肝復欲還肺、肺不肯受、故留結為積。故知肥気以季夏戊己日得之。

　心之積名曰伏梁[4]、起斉上、大如臂、上至心下。久不愈、令人病煩心。以秋庚辛日得之。何以言之。腎病伝心、心当伝肺、肺以秋適王、王者不受邪、心復欲還腎、腎不肯受、故留結為積。故知伏梁以秋庚辛日得之。

　脾之積名曰痞気[5]、在胃脘、覆大如盤。久不愈、令人四肢不収、発黄疸、飲食不為肌膚。以冬壬癸日得之。何以言之。肝病伝脾、脾当伝腎、腎以冬適王、王者不受邪、脾復欲還肝、肝不肯受、故留結為積。故知痞気以冬壬癸日得之。

　肺之積名曰息賁[6]、在右脇下、覆大如杯。久不已、令人洒淅寒熱、喘咳、発肺壅[7]。以春甲乙日得之。何以言之。心病伝肺、肺当伝肝、肝以春適王、王者不受邪、肺復欲還心、心不肯受、故留結為積。故知息賁以春甲乙日得之。

　腎之積名曰賁豚[8]、発於少腹、上至心下、若豚状、或上或下無時。久不已、令人喘逆、骨痿少気。以夏丙丁日得之。何以言之。脾病伝腎、腎当伝心、心以夏適王、王者不受邪、腎復欲還脾、

第五十六難

脾不肯受、故留結為積。故知賁豚以夏丙丁日得之。

此五積之要法也。

【書き下し】

五十六難に曰く：五臓の積、各々名有り乎。何れの月何れの日を以て之れを得ん。

然り：肝の積は名づけて肥気と曰い、左脇下に在り、覆杯の如く、頭足有り。久しく愈えざれば、人をして咳逆、痎瘧を発し、歳を連ねて已まざら令む。季夏戊己の日を以て之れを得。何を以て之れを言わん。肺病　肝に伝う、肝　当に脾に伝うべし、脾季夏に適に王たり、王たる者は邪を受けず、肝復た肺に還らんと欲す、肺受くるを肯んぜず、故に留結して積と為る。故に肥気は季夏戊己の日を以て之れを得るを知る。

心の積は名づけて伏梁と曰い、斉上に起こり、大　臂の如く、上　心下に至る。久しく愈えざれば、人をして煩心を病ま令む。秋庚辛の日を以て之れを得。何を以て之れを言わん。腎病　心に伝う、心　当に肺に伝うべし、肺　秋を以て適に王たり、王たる者は邪を受けず、心復た腎に還らんと欲す、腎受くるを肯んぜず、故に留結して積と為る。故に伏梁は秋庚申の日を以て之れを得るを知る。

脾の積は名づけて痞気と曰い、胃脘に在り、覆せる大　盤の如し。久しく愈えざれば、人をして四肢収まらず、黄疸を発し、飲食　肌膚と為らざら令む。冬壬癸の日を以て之れを得。何を以て之れを言わん。肝病　脾に伝う、脾　当に腎に伝うべし、腎　冬を以て適に王たり、王たる者は邪を受けず、脾復た肝に還らんと欲す、肝受くるを肯んぜず、故に留結して積と為る。故に痞気は冬壬癸の日を以て之れを得るを知る。

肺の積は名づけて息賁と曰い、右脇下に在り、覆せる大　杯

—222—

第五十六難

の如し。久しく已えざれば、人をして洒淅として寒熱し、喘咳し、肺壅を発せ令む。春甲乙の日を以て之れを得。何を以て之れを言わん。心病　肺に伝う、肺　当に肝に伝うべし、肝　春を以て適に王たり、王たる者は邪を受けず、肺復た心に還らんと欲す、心受くるを肯んぜず、故に留結して積と為る。故に息賁は春甲乙の日を以て之れを得るを知る。

　腎の積は名づけて賁豚と曰い、少腹に発し、上　心下に至り、豚の如きの状、或いは上り或いは下りて時無し。久しく已えざれば、人をして喘逆し、骨痿え少気せ令む。夏丙丁の日を以て之れを得。何を以て之れを言わん。脾病　腎に伝う、腎　当に心に伝うべし、心　夏を以て適に王たり、王たる者は邪を受けず、腎復た脾に還らんと欲す、脾受くるを肯んぜず、故に留結して積と為る。故に賁豚は夏丙丁の日を以て之れを得るを知る。

　此れ五積の要法也。

【注釈】

〔１〕　肥気：　五積の一つ。脇下に突出し、肌肉が肥えて盛り上がったような状態なので、この名がある。

〔２〕　瘄 (jiē 皆) 瘲：　瘄は「痎」と同じ。瘄瘲とは、瘲疾[1]の総称である。

〔３〕　季夏：　旧暦の六月を指す。

〔４〕　伏梁：　五積の一つ。臂〔前腕部のこと。肘から手首までを指す。〕ぐらいの大きさで、上腹部に伏在し、家屋の梁のようであるので、この名がある。

〔５〕　痞気：　五積の一つ。胃脘に気血が蓄積し、中焦が痞え塞がって通じなくなるので、この名がある。

〔６〕　息賁：　五積の一つ。息は、喘息。息賁とは、呼吸が荒いという意味。脇下に気血が蓄積し、肺気が下降することができず、呼吸が荒

―223―

第五十六難

くなる気喘症状が生じるのでこの名がある。

〔7〕 肺壅： 肺癰(2)のこと。『難経疏証』に「『甲乙経』『脈経』に肺癰に作る。壅は、古え癰と通ず。」という。肺気が塞がると解釈する場合もあるので、参考にされたい。

〔8〕 賁豚： 五積の一つ。豚は、子豚。その気が下腹から上って心下に至る様は、豚が突き進むようであるので、この名がある。

【口語訳】

第五十六難の問い： 五臓の積病には、それぞれに名称があるか。また何月何日に病を得たものか。

答え： 肝臓の積病は名を肥気といい、左側脇下に発生し、ふせた杯のようであり、上下に頭と足のはっきりした境界がある。いつまでも治らないと、病人は咳嗽気逆(3)・瘧疾を生じ、何年も続いて容易には止まない。これは季夏の戊己の日に病を得たのである。どうしてこのようにいうのか。肺金の病邪は肝木に伝わり、肝木は脾土に伝えるはずであるが、脾土はちょうど季夏に盛んになり、盛んな時は邪を受けることはないから、肝邪はまた戻って肺に還ろうとするが、肺も受けつけないので、肝に滞留鬱結して積病となる。そのため肥気は季夏の土に属す戊己の日に病を得たことがわかるのである。

心臓の積病は名を伏梁といい、臍部の上に起こり、形状・大きさは臂ぐらいで、上端は心部の下に達する。いつまでも治らないと、病人は心中が苛立つ症状となる。これは秋の庚辛の日に病を得たのである。どうしてこのようにいうのか。腎水の病邪は心火に伝わり、心火は肺金に伝えるはずであるが、肺金はちょうど秋に盛んになり、盛んな時は邪を受けることはないから、心邪はまた戻って腎に還ろうとするが、腎も受けつけないので、心に滞留鬱結して積病となる。そのため伏梁は秋の金に属する庚辛の日に病を得たことがわかるのである。

脾病の積病は名を痞気といい、胃脘の部位に発生し、形状・大きさは

—224—

ふせた盆のようである。いつまでも治らないと、病人は四肢が屈伸しにくくなり、黄疸が出て、飲食物が消化吸収されず筋肉や皮膚を養うことができなくなる。これは冬の壬癸の日に病を得たのである。どうしてこのようにいうのか。肝木の病邪は脾土に伝わり、脾土は腎水に伝えるはずであるが、腎水はちょうど冬に盛んになり、盛んな時は邪を受けることはないから、脾邪はまた戻って肝に還ろうとするが、肝も受けつけないので、脾に滞留鬱結して積病となる。そのため痞気は冬の水に属する壬癸の日に病を得たことがわかるのである。

肺臓の積病は名を息賁といい、右側脇下に発生し、形状・大きさはふせた杯のようである。いつまでも治らないと、病人はゾクゾクして悪寒発熱し、喘息咳嗽が出て、肺癰が生じる。これは春の甲乙の日に病を得たのである。どうしてこのようにいうのか。心火の病邪は肺金に伝わり、肺金は肝木に伝えるはずであるが、肝木はちょうど春に盛んとなり、盛んな時は邪を受けることはないから、肺邪はまた戻って心に還ろうとするが、心も受けつけないので、肺に滞留鬱結して積病となる。そのため息賁は春の木に属する甲乙の日に病を得たことがわかるのである。

腎臓の積病は名を賁豚といい、下腹部に発生し、上端は心部の下に達し、豚が突き進む状態のようであり、上がったり下がったりするのに決った時間はない。いつまでも治らないと、病人は気が逆上して喘ぎ、骨は萎え弱まり、だるくて力が出ない。これは夏の丙丁の日に病を得たのである。どうしてこのようにいうのか。脾土の病邪は腎水に伝わり、腎水は心火に伝えるはずであるが、心火はちょうど夏に盛んになり、盛んな時は邪を受けることはないから、腎邪はまた戻って脾に還ろうとするが、脾も受けつけないので、腎に滞留鬱結して積病となる。そのため賁豚は夏の火に属する丙丁の日に病を得たことがわかるのである。

以上が五臓の積病を診断する主な方法である。

—225—

第五十六難

【解説】

　本難では前難での積病の弁別を踏まえ、更に五臓の積病の名称・発生部位・形態・併発する病症、及び病因・病理と発病の時期等をそれぞれ述べている。

　五臓の積病の名称は、主にその形態上の特徴から命名されている。五臓の積病が発生する部位は、身体の各部位が五臓にそれぞれ属すという理論から定められ、例えば肝は左に位置し、肺は右に蔵される等は、五臓そのものの解剖的位置に直接由来するのではないことを示している。併発する病症も、五臓の弁証と関係しており、例えば肝積による咳逆は、肝気が肺に衝き上がるためであり、瘧疾が少陽経の病であるのは、足の厥陰である肝と足の少陽である胆が表裏関係にあるためである。心積による煩心は、心神が乱された現れである。脾積による四肢の麻痺・黄疸や飲食物が筋肉や皮膚とならないことは、脾気の運行が健全でなく、湿と熱が内にこもったためである。肺積によるゾクゾクする悪寒と発熱・喘咳・肺癰は肺の皮毛を主り、気を主り、呼吸を司る等の機能が失調するためである。腎積による喘逆・骨痿・少気は、腎が気を納めず、骨髄が充実しないために起こる。病因病理からは、ふつうは主として邪気が内に侵入することにより、気血が凝滞鬱積して形成されたといわれる。どの臓に発生するかは、正・邪の双方によって決まる。つまり邪気が異なれば異なる内臓を侵すことがある。またある臓が衰弱している時は、邪気に侵されて積病を生じやすいのである。

【訳注】

　（１）　瘧疾：　間歇性の身振い、高熱、汗が出ることを特徴とする疾病。

　（２）　肺癰：　肺部に癰瘍ができて膿血を吐き出す症状。

　（３）　気逆：　臓腑の気が順うべき方向とは逆に流れることで、疾病となる。

—226—

第五十七難

五泄の名称と症状を論ずる

【原文】

　五十七難曰：泄凡有幾。皆有名不。

　然：泄凡有五、其名不同。有胃泄、有脾泄、有大腸泄、有小腸泄、有大瘕泄[1]、名曰後重。

　胃泄者、飲食不化、色黄。

　脾泄者、腹脹満、泄注[2]、食即嘔吐逆。

　大腸泄者、食已窘迫、大便色白、腸鳴切痛。

　小腸泄者、溲而便膿血、少腹痛。

　大瘕泄者、裏急後重、数至圂而不能便、茎中痛。

　此五泄之要法也。

【書き下し】

　五十七難に曰く：泄に凡そ幾ばくか有る。皆な名有りや不や。

　然り：泄に凡そ五有り、其の名同じからず。胃泄有り、脾泄有り、大腸泄有り、小腸泄有り、大瘕泄有り、名づけて後重と曰う。

　胃泄なる者は、飲食化せず、色は黄。

　脾泄なる者は、腹脹満し、泄注し、食すれば即ち嘔吐し逆す。

　大腸泄なる者は、食已めば窘迫し、大便は色白く、腸鳴り切痛す。

　小腸泄なる者は、溲して膿血を便し、少腹痛む。

　大瘕泄なる者は、裏急後重し、数々圂に至るも便すること能

—227—

第五十七難

わず、茎中痛む。

　此れ五泄の要法也。

【注釈】

〔1〕　大瘕泄：　下痢等の病を指す。

〔2〕　泄注：　下痢が水を注ぐようであるという意味。

【口語訳】

　第五十七難の問い：　泄瀉[1]の病にはふつう何種類あるか。どれにも名称があるのか。

　答え：　泄瀉の病はふつう五種類あって、その名称は各々異なっている。胃泄があり、脾泄があり、大腸泄があり、小腸泄があり、大瘕泄があって、これはまた後重とも呼ぶ。

　胃泄の症状は、飲食物が消化されず、大便は黄色を呈する。

　脾泄の症状は、腹部が膨満し、下る時は水を注ぐようであり、食後すぐに嘔吐して気が上に向って逆流する。

　大腸泄の症状は、食後に腹の中が切羽つまった感じで便意をもよおし、大便は白色で、腸がゴロゴロ鳴りまた刀で切られるように痛む。

　小腸泄の症状は、大便の時に膿血が出て、下腹部が痛む。

　大瘕泄の症状は、腹の中が切羽つまった感じで便意があり肛門が下がるような感じがして、頻繁に便所に行くが排便できず、陰茎の中が痛む。

　これらが五泄を弁別する主な方法である。

【訳注】

　(1)　泄瀉：　大便が稀薄なもので、ひどい時には水液状となり、回数が増加するものをいう。

第五十八難

外感病の種類とその脈象を論ずる

【原文】

五十八難曰：傷寒有幾。其脈有変不。

然：傷寒有五、有中風、有傷寒、有湿温、有熱病、有温病、其所苦各不同。中風之脈、陽浮而滑、陰濡而弱[1]；湿温之脈、陽濡[①]而弱、陰小而急[2]；傷寒之脈、陰陽俱盛而緊濇[3]；熱病之脈、陰陽俱浮、浮之而滑、沈之散濇[4]；温病之脈、行在諸経、不知何経之動也、各随其経所在而取之。

傷寒有汗出而愈、下之而死者；有汗出而死、下之而愈者、何也。

然：陽虚陰盛、汗出而愈、下之即死[5]；陽盛陰虚、汗出而死、下之而愈[6]。

寒熱之病、候之如何也。

然：皮寒熱者、皮不可近席、毛髪焦、鼻槀、不得汗；肌寒熱者、肌[②]痛、唇舌槀、無汗；骨寒熱者、病無所安、汗注不休、歯本槀痛。

【書き下し】

五十八難に曰く：傷寒に幾ばくか有る。其の脈　変有りや不や。

然り：傷寒に五有り、中風有り、傷寒有り、湿温有り、熱病有り、温病有り、其の苦しむ所各々同じからず。中風の脈は、陽浮にして滑、陰濡にして弱；湿温の脈は、陽濡にして弱、陰

—229—

第五十八難

小にして急；傷寒の脈は、陰陽倶に盛んにして緊・濇；熱病の
脈は、陰陽倶に浮、之れを浮して滑、之れを沈めて散・濇；温
病の脈は、行きて諸経に在り、何れの経の動たるかを知らざる
也、各々其の経の在る所に随いて之れを取る。

　傷寒に汗出でて愈え、之れを下して死する者有り；汗出でて
死し、之れを下して愈ゆる者有るは、何ぞ也。

　然り：陽虚陰盛なれば、汗出でて愈え、之れを下せば即ち死
す；陽盛陰虚なれば、汗出でて死し、之れを下せば而ち愈ゆ。

　寒熱の病、之れを候うこと如何ぞ也。

　然り：皮寒熱する者は、皮　席に近づく可からず、毛髪焦れ、
鼻槁れ、汗するを得ず；肌寒熱する者は、肌痛み、唇舌槁れ、
汗無し；骨寒熱する者は、病みて安ずる所無し、汗注いで休ま
ず、歯本槁れ痛む。

【校勘】

　①濇：　もとは「浮」に作った。『難経集注』に拠って改める。

　②肌：　もとは「皮膚」に作った。『霊枢』寒熱病篇に拠って改める。

【注釈】

　〔１〕　中風の脈は、陽浮にして滑、陰濡にして弱：　陽は、寸部を指
す。陰は、尺部を指す。下文も同じ。風邪が表にあるので、寸脈は浮で
滑である。風は陽邪であり、汗が出ると営が虚すので、尺脈は濡で弱で
ある。

　〔２〕　湿温の脈は、陽濡にして弱、陰小にして急：　湿は陰邪で、陽
気を阻み滞らせるので、寸脈は濡で弱である。湿熱が内にこもり、邪の
勢いが盛んになっているので、尺脈は小で急である。

　〔３〕　傷寒の脈は、陰陽倶に盛んにして緊・濇：　盛は、力強いとい
う意味。寒邪が太陽に留まると、皮膚筋肉をおそい、表が実して汗がで

第五十八難

ないので、寸脈尺脈ともに緊であり力強い。また気血の運行がスムーズ
でないため、濇となる。

〔4〕 熱病の脈は、陰陽倶に浮、之れを浮して滑、之れを沈めて散・
濇： 熱は陽邪であり、陽が盛んなため、寸脈尺脈がともに浮となる。
陽が外に盛んなので、指を浮かして取ると脈は滑となる。陰が内に傷ら
れるので、沈めて取ると散で濇となる。

〔5〕 陽虚陰盛なれば、汗出でて愈え、之れを下せば即ち死す： 陰
盛とは、寒邪が表にあることを指す。寒が陽を傷るので、陽虚となる。
表実証には発汗法が適し瀉下法は避けるべきなので、「汗出でて愈え、之
れを下せば即ち死す」というのである。

〔6〕 陽盛陰虚なれば、汗出でて死し、之れを下せば而ち愈ゆ： 陽
盛とは、熱結[1]が裏にあることを指す。熱が陰を傷るので、陰虚となる。
裏実証には瀉下法が適するが発汗法は避けるべきなので、「汗出でて死
し、之れを下せば而ち愈ゆ」というのである。

【口語訳】

第五十八難の問い： 傷寒病には何種類あるか。その脈象には各々異
なった様態があるか。

答え： 傷寒病には五種類あり、中風があり、傷寒があり、湿温があ
り、熱病があり、温病があって、現れる症状はそれぞれ異なる。中風の
脈象は、寸部が浮で滑、尺部が濡で弱である。湿温の脈象は、寸部が濡
で弱、尺部が小で急である。傷寒の脈象は、尺部寸部いずれも力強くて
緊で濇である。熱病の脈象は，尺部寸部ともに浮で、指を浮かせて取る
と滑の脈象が伴っており、指を沈めて取ると散で濇が現れる。温病の脈
象は、移動してどの経にも現れることができるため、どの経の脈象に変
動が現れるのかわからないので、その病がどの経にあるかによって、そ
の経が属す部位で脈象を取るべきである。

問い： 傷寒病を治療するのに発汗法を用いて汗を出せば疾病を治癒

—231—

第五十八難

できるが、瀉下法を用いると死亡するものがある。また発汗法を用いて汗を出すと死亡するが、瀉下法を用いると疾病を治癒できるものがある。これはどういうわけか。

　答え：　陽虚陰盛のものは、発汗法を用いて汗をだすと治癒できるが、瀉下法を用いると死亡する。陽盛陰虚のものは、発汗法を用いると死亡するが、瀉下法を用いると治癒できる。

　問い：　悪寒発熱の病証は、どんな症状が診察されるか。

　答え：　病が皮毛にある寒熱病は、皮膚が灼かれるように熱くて席につくことができず、体毛頭髪は生気を失い、鼻の中が乾き、汗が出ない。病が肌肉にある寒熱病は、肌肉が痛み、唇や舌が乾き、汗が出ない。病が骨にある寒熱病は、全身が苦しくて安らかでなく、汗が水を注ぐように出て止まらず、歯の根元が乾いて痛む。

【解説】

　本難では先ず外感病の種類を述べているが、「傷寒に五有り」という場合の「傷寒」は、広く外感による疾病を指し、『素問』熱論でいう「今ま夫の熱病なる者は、皆な傷寒の類也」の意味と同じである。続いて中風等五種類の疾病の脈象を述べているが、これは一般的な状況をいったものであり、患者や疾病の程度によって、異なる脈象が現れることがあるため、固定的に見ることはできない。ここに述べられている温病の脈診方法は、実際はその他の疾病にも運用することができるものである。

　次に、傷寒病の治療法の中で発汗法と瀉下法の適否の問題を述べる。つまり表実証は発汗法を用いて汗を出し、邪を汗によって取り除くべきであり、もし誤って瀉下法を用いると、裏が虚して邪が侵入することになり、好ましくない結果をもたらす。反対に、裏実証は瀉下法を用いて熱結を瀉し、邪を便によって排出すべきであり、もし誤って発汗法を用いると、陰液が消耗して尽き、やはり好ましくない結果をもたらすことになる。

—232—

第五十八難

　皮・肌・骨三種の寒熱病については、主にその病位の深さ・病状の程度の違いを説明する。肺は皮毛を主り、鼻に開竅するので、皮の寒熱病には「皮　席に近づく可からず、毛髪焦れ、鼻槁る」等の症状があるが、これは病が最も軽く浅いものである。脾は肌肉を主り、口に開竅するので、肌の寒熱病には「肌痛み、唇舌槁る」等の症状があるが、これは皮の寒熱病に比べて深く重い。腎は骨を主り、液を主り、歯は骨の余であるので、骨の寒熱病には「汗注いで休まず、歯本槁れ痛む」等の症状があるが、これは三者の中で最も深く重いものである。注家の中にはこれらを内傷の雑病に属するとする者もおり、『難経本義』では「因りて類を以て之れに附す」という。ここでは外感病の異なる進行段階を分析するのに用いているが、これも一定の意義を持つものである。

【訳注】

　（1）　熱結：　熱邪が結集することにより生ずる病理現象。

—233—

第五十九難

狂病と癲病の鑑別を論ずる

【原文】

五十九難曰：狂癲之病、何以別之。

然：狂疾之始発、少臥而不飢、自高賢也、自辨[1]智也、自貴倨[1][2]也、妄笑、好歌楽、妄行不休是也。癲疾始発、意不楽、僵仆直視[2]。其脈三部陰陽俱盛[3]是也。

【書き下し】

五十九難に曰く：狂癲の病は、何を以て之れを別たん。

然り：狂疾の始めて発するは、少しく臥して飢えず、自ら高賢とする也、自ら辨智とする也、自ら貴倨とする也、妄りに笑い、歌楽を好み、妄りに行きて休まざるは是れ也。癲疾の始めて発するは、意　楽しまず、僵仆して直視す。其の脈三部に陰陽俱に盛んなるは是れ也。

【校勘】

①貴倨：　もとは「倨貴」に作った。明本『難経』に拠って改める。

②僵仆直視：　明本『難経』には「直視僵仆」に作る。

【注釈】

〔1〕辨：「辯」字に通じ、能弁であるという意味。

〔2〕倨（jǜ 句）：　傲慢の意味。

〔3〕其の脈三部に陰陽俱に盛ん：　三部とは、寸・関・尺三部を指す。

—234—

陰は、尺部を指し、陽は、寸部を指す。俱に盛んとは、どちらも脈拍に力があるということ。つまり左右の寸・関・尺において両方の寸部或いは両方の尺部の脈拍が力強いこと。癲・狂二病の脈象を概括すると、癲病は陰に属して左右両尺部はどちらも盛ん、狂病は陽に属して左右両寸部はどちらも盛ん、となる。つまり第二十難でいう「陽を重ぬる者は狂、陰を重ぬる者は癲」の意味である。

【口語訳】

　第五十九難の問い：　狂と癲という疾病はどのように弁別したらよいか。

　答え：　狂病の起こり始めは、ほとんど眠らずまた飢えを感じず、自分が高尚ですぐれた才能を持ち、能弁で聡明であり、高貴で誇り高い人間であると思い込み、馬鹿笑いし、歌や遊びを好み、あちこち走り回ってじっとしていない。癲病の起こり始めは、気分が不快で、突然つまずいて倒れ、動くことができず、両目は直視する。患者の左右三部中の尺部或いは寸部の脈拍がどちらも力強ければ、癲或いは狂の現れである。

【解説】

　狂と癲は主に情志が傷つけられることによって、精神障害を引き起こすことを特色とする一種の疾病である。しかし臨床での現れ方は異なる。本難では症状と脈象から、弁別診断する方法を述べている。狂は陽に属すので、「動」が特徴で、あるものは「狂言罵詈し、親疎を避けず。」[1]であり、『素問』陽明脈解篇には、「病甚だしければ則ち衣を棄てて走り、高きに登りて歌い、或いは食わざること数日に至る、垣を逾えて屋に上り、上る所の処、皆な其の素と能くする所に非ざる也。」という。癲が陰に属すというのは、狂証に対していったもので、「静」が特徴で、憂鬱になり気持ちが晴れないほか、患者の多くは言語が錯乱したり、泣いたり笑ったり、人声を嫌う等の症状がある。文中で述べられている癲疾は、

—235—

第五十九難

「僵仆直視」という症状からみると、ヒステリー性の気絶、癲癇（羊癲風）の類によく似ている。

【訳注】

（1）　狂言罵詈し、親疎を避けず：　『素問』陽明脈解篇に「陽盛則使人妄言罵詈不避親疏而不欲食」とあり、『甲乙経』巻七「足陽明脈病発熱狂走」第二には「陽盛故妄言罵詈不避親疏」とある。

第六十難

厥痛と真痛を論ずる

【原文】

六十難曰：頭心之病、有厥痛[1]、有真痛、何謂也。

然：手三陽之脈、受風寒、伏留而不去者、則名厥頭痛；入連在脳者、名真頭痛。其五臓気相干、名厥心痛；其痛甚、但在心、手足青[1]者、即名真心痛。其真頭[1]心痛者、旦発夕死、夕発旦死。

【書き下し】

六十難に曰く：頭心の病に、厥痛有り、真痛有りとは、何の謂ぞ也。

然り：手の三陽の脈、風寒を受け、伏留して去らざる者は、則ち厥頭痛と名づく；入りて脳に連なり在る者は、真頭痛と名づく。其の五臓の気相い干すは、厥心痛と名づく；其の痛み甚だしく、但だ心に在りて、手足青ゆる者は、即ち真心痛と名づく。其の真頭心痛の者は、旦に発すれば夕に死し、夕に発すれば旦に死す。

【校勘】

①頭：　もとは無かった。『難経本義』は「真字の下　当に一頭字を欠くべし、蓋し闕文也。」とする。拠って補う。

—237—

第六十難

【注釈】

〔１〕 青： 『霊枢』厥病篇に「真心痛、手足の清　節に至り、心痛甚だし。」という。『難経本義』に「清は、冷也。」という。

【口語訳】

第六十難の問い： 頭部と心臓が痛む疾病には、厥痛と呼ばれるものと、真痛と呼ばれるものがあるが、どのように区別したらよいか。

答え： 手の少陽・陽明・太陽の経脈が、風寒を受け、邪気が経脈に潜伏滞留して去らないことから頭痛が生じたものを、厥頭痛という。邪気が深く入り脳の中に留まり続けることから頭痛が生じたものを、真頭痛という。五臓の気が乱れて相互に侵すことにより心痛が生じたものを、厥心痛という。痛みは強烈だが、心臓の部位だけに限定しており、手足が冷えるものを、真心痛という。このような真頭痛と真心痛という疾病は、非常に危険で、往々にして朝発病すれば晩には死亡し、晩に発病すれば翌朝には死亡する。

【解説】

本難では頭痛と心痛の病には厥痛と真痛の二つのタイプがあることを述べている。その主な病理は以下の通りである。他の箇所の疾患が頭・心に影響したものは、痛みが比較的緩やかで、病も軽い。例えば厥頭痛は、手の三陽経脈が風寒の邪を受け、経気が乱れて頭部に影響が及んで生じたものであり、厥心痛は、五臓の気が乱れて心に影響が及んで生じたものである。邪気が頭・心を直接を侵した場合は、その痛みが激烈で、病も重い。例えば真頭痛は、病邪が深く脳に入って発病したものであり、真心痛は、病邪が心に直接入って発病したものである。脳は髄の海で、元神の府であり、心は血脈を主り、また神明を主るといわれるように、脳と心は人体における二つの重要な器官である。そのため頭・心に直接発生した痛みは、病状が重く、また「旦に発すれば夕に死し、夕に発す

—238—

第六十難

れば旦に死す。」という危険がある。

【訳注】

（1）　有厥痛：　原文では「厥」と「痛」の間に注釈記号〔1〕がある。
本難の【注釈】から見て誤植と考え、削除した。

—239—

第六十一難

望・聞・問・切を論ずる

【原文】

　六十一難曰：経言望而知之謂之神[1]、聞而知之謂之聖[2]、問而知之謂之工[3]、切脈而知之謂之巧[4]。何謂也。

　然：望而知之者、望見其五色、以知其病。聞而知之者、聞其五音、以別其病。問而知之者、問其所欲五味、以知其病所起所在也。切脈而知之者、診其寸口、視其虚実、以知其病、病在何臓腑也。経言以外知之曰聖、以内知之曰神。此之謂也。

【書き下し】

　六十一難に曰く：経に言う、望みて之れを知るは之れを神と謂う、聞きて之れを知るは之れを聖と謂う、問いて之れを知るは之れを工と謂う、脈を切して之れを知るは之れを巧と謂う、と。何の謂ぞ也。

　然り：望みて之れを知る者は、其の五色を望み見て、以て其の病を知る。聞きて之れを知る者は、其の五音を聞きて、以て其の病を別つ。問いて之れを知る者は、其の欲する所の五味を問いて、以て其の病の起る所・在る所を知る也。脈を切して之れを知る者は、其の寸口を診、其の虚実を視て、以て其の病と、病何れの臓腑に在るかを知る也。経に言う、外を以て之れを知るを聖と曰い、内を以て之れを知るを神と曰う、と。此れを之れ謂う也。

—240—

第六十一難

【注釈】

〔1〕神： 普通の程度を超えていることであり、技術がずば抜けているという意味。

〔2〕聖： 物事の道理に通じていることであり、技術が優れているという意味。

〔3〕工： 腕前・技巧のことであり、技術が熟練しているという意味。

〔4〕巧： 技術・器用のことであり、技術が精細で巧妙であるという意味。

【口語訳】

第六十一難の問い： 医経に「望診を通じて病状を知るものを神といい、聞診を通じて病状を知るものを聖といい、問診を通じて病状を知るものを工といい、切脈を通じて病状を知るものを巧という。」とある。これはどういう意味か。

答え： 「望みて之れを知る」というのは、病人に現れた青・赤・黄・白・黒の五種の色の変化を観察して、そこから疾病の状況を知ることである。「聞きて之れを知る」というのは、病人が発する呼・言・歌・哭・呻の五種の声の変化を聞いて、そこから疾病の性質を弁別することである。「問いて之れを知る」というのは、病人の酸・苦・甘・辛・鹹の五種の味に対する嗜好を尋ねて、そこから病人の発病の原因と病変のある部位を知ることである。「脈を切して之れを知る」というのは、病人の寸・関・尺三部の脈象を診て、その虚実を見極め、そこから疾病の邪正盛衰の状況と病変がどの臓腑にあるのかを知ることである。医経に「外部の症状から病状を察知するものを聖といい、外部の症状がまだ顕著でない時に微妙な変化から内部にすでに病変があることを察知できるものを神という。」とある。つまりこのことをいっているのである。

—241—

第六十一難

【解説】

　望・聞・問・切を総称した四診は、古代の医学家が実践の中から総括してきた疾病を診察する主要な方法である。現存する文献からみると、明確に望・聞・問・切の四診を並べて説くことは、『難経』に始まる。本難では、ただその例を挙げたにすぎず、具体的な内容は詳しく述べていない。例えば望診では五色・神気・形態・舌苔等を診るが、ここではただ「其の五色を望み見る」ことにしか触れていない。その他の診断に関する著作を参考にされたい。

　本難では四診の技術に熟練している程度によって、医者を神・聖・工・巧の四段階に分類し、それを帰納して神・聖の二つに大きく分けているが、これは医者の技術が不断に向上すべきものであり、各種の診断方法に熟達してこそ、正確に診断治療できるようになることが期待されているに他ならない。

第五篇　腧　穴

　腧穴は経絡が体表を循行する路線上にあり、臓腑経絡の気血運行の集合・転送・出入の場所であるとともに、針灸治療が施される部位でもある。ただ腧穴には広義と狭義の区別があり、広義の腧穴とは、十四経所属穴・経外奇穴・阿是穴等の総称であるが、狭義の腧穴とは、背部の五臓六腑の腧と四肢の部位の五臓五腧・六腑六腧を指す。

　本篇には第六十二難から第六十八難までを含み、主として狭義の腧穴及びこれに関係する特定の穴について述べている。これらの腧穴は古人が針灸治療の実践の中から見いだした特殊な作用を備えた腧穴である。主なものに、五腧穴と腧穴・募穴等がある。本篇では五臓の募穴と腧穴の治療作用及び五腧穴の主治病症以外に、主として井・榮・兪・経・合の五腧穴及び原穴を重点的に述べており、特に原穴に関して詳しく説明している。これら特定の穴の命名の由来、経気の運行出入との関係、所属する臓腑の区別及びその陰陽五行における属性等についても、かなり具体的な紹介を行っている。

-243-

第六十二難
臓と腑では井・滎の穴数が異なることを論ずる

【原文】

六十二難曰：臓井滎①[1]有五、腑独有六者、何謂也。

然：腑者、陽也。三焦行於諸陽、故置一兪[2]、名曰原[3]。腑有六者、亦与三焦共一気也。

【書き下し】

六十二難に曰く：臓に井滎　五有り、腑に独り六ある者は、何の謂ぞ也。

然り：腑なる者は、陽也。三焦は諸陽に行く、故に一兪を置き、名づけて原と曰う。腑に六有る者は、亦た三焦と共に一気なれば也。

【校勘】

①滎：　もとは「栄」に作った。『難経句解』に拠って改める。以下も同様である。

【注釈】

〔1〕　井滎（yíng 営）：　ここでは井・滎・兪・経・合の五穴の総称。

〔2〕　兪（shù 樹）：　兪穴、即ち穴位のこと。兪と「腧」「輸」は音義が同じで、ここでは通用。

〔3〕　原：　本原の意味。ここでは原穴を指す。

—244—

第六十二難

【口語訳】

　第六十二難の問い：　五臓の経脈にはそれぞれ井・榮・腧・経・合の五穴があるが、六腑の経脈にだけそれぞれ六穴あるのは、どういうわけか。

　答え：　六腑の経脈は、陽に属している。三焦の気は各陽経の間を運行するので、それに対応するため穴位を一つ増やし、名を原穴という。六腑の陽経にそれぞれ六穴あるのは、三焦と貫通して共に一気を形成しているからである。

【解説】

　十二経脈は四肢の肘・膝関節以下に、それぞれ五つの重要な穴位があって、名を井・榮・腧・経・合といい、略して五輸穴という。その中で六腑の経脈には、更に原穴と呼ばれる穴位が一つある。なぜ六腑には原穴が一つ多いのであろうか。『難経』では、三焦は六腑の一つとはいえ、三焦の気は各陽経の間を運行するので、各陽経と貫通して共に一気を形成していると考える。このため各陽経の中で三焦の気が過ぎる所に穴位を一つ加え、原穴とよぶが、これが所謂「過ぐる所を原と為す[1]」である。第六十六難の論述によれば、各陽経中に原穴があるだけでなく、各陰経中にも原穴がある。とはいえ各陰経は「腧を以て原と為す」、つまり陰経の五腧穴の一つである「腧穴」が、同時にその「原穴」にもなっているのである。第六十六難と相互に参照されたい。

【訳注】

　（1）　過ぐる所を原と為す：　この表現は『針灸聚英』巻一の上・下に六陽経所属穴を説く部分に見える。この『聚英』の記述は『甲乙経』巻三に六陽経の原穴を説く部分——例えば「手陽明脈之所過也為原」——に基づき、更にそれは『霊枢』本腧篇——同例を挙げれば「過于合谷、……為原」——に基づくものである。

—245—

第六十三難

井穴を始めとする道理を論ずる

【原文】

六十三難曰：『十変』言、五臓六腑榮合、皆以井為始者、何也。

然：井者、東方春也、万物之始生。諸蚑行喘息、蜎飛蠕動[1]、当生之物、莫不以春生。故歳数始於春、日数始於甲、故以井為始也。

【書き下し】

六十三難に曰く：『十変』に言う、五臓六腑の榮合、皆な井を以て始めと為すと者は、何ぞ也。

然り：井なる者は、東方春也、万物之れ始めて生ず。諸々蚑行喘息し、蜎飛蠕動し、当に生ずべきの物、春を以て生ぜざるは莫し。故に歳数は春に始まり、日数は甲に始まる、故に井を以て始めと為す也。

【注釈】

〔1〕 諸々蚑行喘息し、蜎飛蠕動す： 蚑 (qí 岐) は、虫がゆっくりと動く状態。喘息は、『難経経釈』に「気以て息する有るを言う」といい、つまり呼吸の意味である。蜎 (xuǎn 喧) は、虫が飛んでいる状態。蠕は、虫が這っている状態。「諸々蚑行喘息し、蜎飛蠕動す」とは、冬ごもりをしていた各種の虫が、春になって活動をはじめたことをいったものである。

—246—

【口語訳】

第六十三難の問い： 『十変』に「五臓六腑の各経脈の滎・合等の穴は、すべて井穴を始まりの穴位とする」というが、これはどういうわけか。

答え： 井穴は、日が上る東方や活気に満ちた春と同様に、万物が芽生え生長し始める象徴である。様々な虫が呼吸と行動を開始し、這い回り飛び回り始めて、春に活気を取り戻すべき一切の生物は、春になって再び活気を取り戻さないものはない。よって一年のめぐりは春に始まり、日にちの順序は十干の甲に始まるのであり、これによって井穴もまた始まりの穴位とするのである。

第六十四難

第六十四難
井・滎・兪・経・合穴の
陰陽五行の属性を論ずる

【原文】
　六十四難曰：『十変』又言、陰井木、陽井金；陰滎火、陽滎水；陰兪土、陽兪木；陰経金、陽経火；陰合水、陽合土。陰陽皆不同、其意何也。
　然：是剛柔之事也。陰井乙木、陽井庚金。陽井庚、庚者、乙之剛也；陰井乙、乙者、庚之柔也。乙為木、故言陰井木也；庚為金、故言陽井金也。余皆倣此。

【書き下し】
　六十四難に曰く：『十変』に又た言う、陰井は木、陽井は金；陰滎は火、陽滎は水；陰兪は土、陽兪は木；陰経は金、陽経は火；陰合は水、陽合は土、と。陰陽皆な同じからず、其の意何ぞ也。
　然り：是れ剛柔の事也。陰井は乙木、陽井は庚金。陽井は庚、庚なる者は、乙の剛也；陰井は乙、乙なる者は、庚の柔也。乙は木為り、故に陰井は木と言う也；庚は金為り、故に陽井は金と言う也。余は皆な此れに倣う。

【口語訳】
　第六十四難の問い：　『十変』にはまた「陰経の井穴は木に属し、陽経の井穴は金に属す。陰経の滎穴は火に属し、陽経の滎穴は水に属す。陰

—248—

経の兪穴は土に属し、陽経の兪穴は木に属す。陰経の経穴は金に属し、陽経の経穴は火に属す。陰経の合穴は水に属し、陽経の合穴は土に属す。」とある。陰経陽経の五兪穴が所属する五行はすべて異なっているが、これはどういう意味か。

　　答え：　これは陽剛と陰柔の相互の組み合わせに基づく事理なのである。例えば陰経の井穴は陰に属する乙木に配され、陽経の井穴は陽に属する庚金に配される。陽経の井穴が庚金に配されるのは、庚金が陽に属し、陰に属する乙木の剛だからである。陰経の井穴が乙木に配されるのは、乙木が陰に属し、陽に属する庚金の柔だからである。乙は陰木なので、陰経の井穴は木に属すという。庚は陽金なので、陽経の井穴は金に属すという。その他各穴の陰陽剛柔の組み合わせは、すべてこのような方法にならって類推することができる。

【解説】

　本難では井・滎・腧・経・剛の五腧穴を、それぞれ陰陽五行に配合し、十干に結びつけてその属性を区別することによって、その相互関係を説明している。その組み合わせ方法は下表の通り。

十　　　　五行 干　 陰陽	木	火	土	金	水
陽	甲	丙	戊	庚	壬
陰	乙	丁	己	辛	癸

　この中で陽に属するものは剛であり、陰に属するものは柔である。陽経は陽干に配し、陰経は陰干に配する。五行相生の関係に基づいて、陰経の井穴を乙木に配し、相生の順に従って、滎穴を丁火に配し、腧穴を

—249—

第六十四難

己土に配し、経穴を辛金に配し、合穴を癸水に配する。陰陽相配[1]と、更には五行相克の関係に結びつけるため、また陽経の井穴を庚金に配し、相克の順に従って、滎穴を壬水に配し、腧穴を甲木に配し、経穴を丙火に配し、合穴を戊土に配する。閲読しやすくするため、下に表を示す。

五行、十干 陰陽経　　五腧	井	滎	腧	経	合
陽　　経	庚金	壬水	甲木	丙火	戊土
陰　　経	乙木	丁火	己土	辛金	癸水

　上の表からわかるように、陰経と陽経の間は、十干と陰陽の組み合わせから論じれば、陽干が陰干に配され、五行相克からいえば、陽経の行が陰経の行を克す関係にある。これは、陰陽が対応し、剛柔が互いに助け合っていることが、経脈と腧穴の正常な関係であることを説明しようとしたものである。そのため下文ではまた陰井の乙木、陽井の庚金を例に挙げて説明している。陰経の井穴は陰干の乙木に属し、陽経の井穴は陽干の庚金に属すので、陽を陰に合わせ、剛を柔に配している。よって「庚なる者は乙の剛」「乙なる者は庚の柔」というのである。その他は類推することができる[2]。

　この理論を押し広めて臨床に応用すれば、五腧穴に刺針して五臓の疾病を治療することができる。例えば井穴は木に属すので、肝に関連する疾病は、すべて井穴を取って治療できるし、滎穴は火に属すので、心に関連する疾病は、すべて滎穴を取って治療できる。更に五行母子相生の関係に基づいて、穴を取る方法の一つとすることもできる。例えば肝経は木に属し、肝経の滎穴である「行間」は火に属すが、火は木から生じるので、「行間」は肝経の子穴である。合穴である「曲泉」は水に属す

己土に配し、経穴を辛金に配し、合穴を癸水に配する。陰陽相配[1]と、更には五行相克の関係に結びつけるため、また陽経の井穴を庚金に配し、相克の順に従って、滎穴を壬水に配し、腧穴を甲木に配し、経穴を丙火に配し、合穴を戊土に配する。閲読しやすくするため、下に表を示す。

五行、十干 / 五腧 / 陰陽経	井	滎	腧	経	合
陽　　経	庚金	壬水	甲木	丙火	戊土
陰　　経	乙木	丁火	己土	辛金	癸水

　上の表からわかるように、陰経と陽経の間は、十干と陰陽の組み合わせから論じれば、陽干が陰干に配され、五行相克からいえば、陽経の行が陰経の行を克す関係にある。これは、陰陽が対応し、剛柔が互いに助け合っていることが、経脈と腧穴の正常な関係であることを説明しようとしたものである。そのため下文ではまた陰井の乙木、陽井の庚金を例に挙げて説明している。陰経の井穴は陰干の乙木に属し、陽経の井穴は陽干の庚金に属すので、陽を陰に合わせ、剛を柔に配している。よって「庚なる者は乙の剛」「乙なる者は庚の柔」というのである。その他は類推することができる[2]。

　この理論を押し広げて臨床に応用すれば、五腧穴に刺針して五臓の疾病を治療することができる。例えば井穴は木に属すので、肝に関連する疾病は、すべて井穴を取って治療できるし、滎穴は火に属すので、心に関連する疾病は、すべて滎穴を取って治療できる。更に五行母子相生の関係に基づいて、穴を取る方法の一つとすることもできる。例えば肝経は木に属し、肝経の滎穴である「行間」は火に属すが、火は木から生じるので、「行間」は肝経の子穴である。合穴である「曲泉」は水に属す

—249—

第六十四難

経の兪穴は土に属し、陽経の兪穴は木に属す。陰経の経穴は金に属し、陽経の経穴は火に属す。陰経の合穴は水に属し、陽経の合穴は土に属す。」とある。陰経陽経の五兪穴が所属する五行はすべて異なっているが、これはどういう意味か。

　答え：　これは陽剛と陰柔の相互の組み合わせに基づく事理なのである。例えば陰経の井穴は陰に属する乙木に配され、陽経の井穴は陽に属する庚金に配される。陽経の井穴が庚金に配されるのは、庚金が陽に属し、陰に属する乙木の剛だからである。陰経の井穴が乙木に配されるのは、乙木が陰に属し、陽に属する庚金の柔だからである。乙は陰木なので、陰経の井穴は木に属すという。庚は陽金なので、陽経の井穴は金に属すという。その他各穴の陰陽剛柔の組み合わせは、すべてこのような方法にならって類推することができる。

【解説】

　本難では井・榮・兪・経・剛の五腧穴を、それぞれ陰陽五行に配合し、十干に結びつけてその属性を区別することによって、その相互関係を説明している。その組み合わせ方法は下表の通り。

十干　　五行　陰陽	木	火	土	金	水
陽	甲	丙	戊	庚	壬
陰	乙	丁	己	辛	癸

　この中で陽に属するものは剛であり、陰に属するものは柔である。陽経は陽干に配し、陰経は陰干に配する。五行相生の関係に基づいて、陰経の井穴を乙木に配し、相生の順に従って、榮穴を丁火に配し、腧穴を

—250—

が、木は水から生じるので、「曲泉」は肝経の母穴である。臨床上では「虚すれば則ち其の母を補し、実すれば則ち其の子を瀉す。」〔第六十九難参照〕という治療原則によって、子穴母穴をそれぞれ取って肝病の実証或いは虚証を治療している。その他もまたここから類推することができる。ここで陰陽各経の五腧穴と五行との対応を以下に表にまとめたので、参考にされたい。

十二経の五腧穴の五行配合表

陰　経						陽　経						
経名＼穴名	井(木)	榮(火)	腧(土)	経(金)	合(水)	経名＼穴名	井(金)	榮(水)	腧(木)	原	経(火)	合(土)
肺　(金)	少商	魚際	太淵	経渠	尺沢	大腸(金)	商陽	二間	三間	合谷	陽谿	曲池
脾　(土)	隠白	大都	太白	商丘	陰陵泉	胃　(土)	厲兌	内庭	陥谷	衝陽	解谿	三里
心　(火)	少衝	少府	神門	霊道	少海	小腸(火)	少沢	前谷	後谿	腕骨	陽谷	小海
腎　(水)	湧泉	然谷	太谿	復溜	陰谷	膀胱(水)	至陰	通谷	束骨	京骨	崑崙	委中
心包(相火)	中衝	労宮	大陵	間使	曲沢	三焦(相火)	関衝	液門	中渚	陽池	支溝	天井
肝　(木)	大敦	行間	太衝	中封	曲泉	胆　(木)	竅陰	俠谿	臨泣	丘墟	陽輔	陽陵泉

【訳注】

（1）　陰陽相配：　第三十三難の【注釈】〔3〕参照。

（2）　この一段に関しては第三十三難の【訳注】（2）参照。

第六十五難

第六十五難

井穴・合穴の出入の意義を論ずる

【原文】

六十五難曰：経言所出[1]為井、所入[2]為合。其法奈何。

然：所出為井、井者、東方春也、万物之始生、故言所出為井也。所入為合、合者、北方冬也、陽気入蔵、故言所入為合也。

【書き下し】

六十五難に曰く：経に言う、出づる所を井と為し、入る所を合と為す、と。其の法奈何。

然り：出づる所を井と為すとは、井なる者は、東方春也、万物之れ始めて生ず、故に出づる所を井と為すと言う也。入る所を合と為すとは、合なる者は、北方冬也、陽気入蔵す、故に入る所を合と為すと言う也。

【注釈】

〔1〕　出：　経気が指先・つま先から発し始めることを指す。

〔2〕　入：　経気が肘・膝関節付近から深く内部に入ることを指す。

【口語訳】

第六十五難の問い：　医経には「経気が出始める所を井穴といい、経気が深く入る所を合穴という」という。これは何をもとにいったものか。

答え：　経気が出始める所を井穴というのは、井穴が東方と春と同様に、万物が発生し始めるのに似ているので、「出づる所を井と為す」とい

—252—

第六十五難

うのである。経気が深く入る所を合穴というのは、合穴が北方と冬と同
様に、陽気が収斂して内蔵するのに似ているので、「入る所を合と為す」
というのである。

第六十六難

十二経の原穴と三焦の関係を論ずる

【原文】

六十六難曰：経言肺之原、出於太淵；心之原、出於大①陵；肝之原、出於太衝；脾之原、出於太白；腎之原、出於太谿；少陰之原、出於兌骨[1]；胆之原、出於丘墟；胃之原、出於衝陽；三焦之原、出於陽池；膀胱之原、出於京骨；大腸之原、出於合谷；小腸之原、出於腕骨。十二経皆以兪為原者、何也。

然：五臓兪者、三焦之所行、気之所留止也。

三焦所行之兪為原者、何也。

然：斉下腎間動気者、人之生命也、十二経之根本也、故名曰原。三焦者、原気之別使也、主通行三気[2]、経歴於五臓六腑。原者、三焦之尊号也、故所止輙為原。五臓六腑之有病者、皆取其原也。

【書き下し】

六十六難に曰く：経に言う、肺の原は、太淵に出づ；心の原は、大陵に出づ；肝の原は、太衝に出づ；脾の原は、太白に出づ；腎の原は、太谿に出づ；少陰の原は、兌骨に出づ；胆の原は、丘墟に出づ；胃の原は、衝陽に出づ；三焦の原は、陽池に出づ；膀胱の原は、京骨に出づ；大腸の原は、合谷に出づ；小腸の原は、腕骨に出づ、と。十二経皆な兪を以て原と為す者は、何ぞ也。

然り：五臓の兪なる者は、三焦の行く所、気の留止する所也。

—254—

第六十六難

　三焦の行く所の兪を原と為す者は、何ぞ也

　然り：斉下　腎間の動気なる者は、人の生命也、十二経の根本也、故に名づけて原と曰う。三焦なる者は、原気の別使也、三気を通行し、五臓六腑に経歴するを主る。原なる者は、三焦の尊号也、故に止る所を輒ち原と為す。五臓六腑の病有る者は、皆な其の原を取る也。

【校勘】

　①大：　もとは「太」に作った。『霊枢』九針十二原篇に拠って改める。

【注釈】

　〔1〕　兌骨：　掌後の鋭骨、即ち尺骨頭のこと。ここでは神門穴を指す。

　〔2〕　三気：　上・中・下三焦の気を指す。

【口語訳】

　第六十六難の問い：　医経に「手の太陰肺経の原穴は、太淵にある。心（手の厥陰心包絡経のこと）の原穴は、大陵にある。足の厥陰肝経の原穴は、太衝にある。足の太陰脾経の原穴は、太白にある。足の少陰腎経の原穴は、太谿にある。手の少陰心経に原穴は、掌後の鋭骨末端の神門にある。足の少陽胆経の原穴は、丘墟にある。足の陽明胃経の原穴は、衝陽にある。手の少陽三焦経の原穴は、陽池にある。足の太陽膀胱経の原穴は、京骨にある。手の陽明大腸経の原穴は、合谷にある。手の太陽小腸経の原穴は、腕骨にある。」という。手足の陰陽十二経脈がすべて兪穴を原穴としているのは、どういうわけか。

　答え：　五臓の各経脈の原穴は、三焦の気が運行し停留する所だからである。

—255—

第六十六難

問い：　三焦の気が運行し停留する所を原穴というのは、どういうわけか。

答え：　臍下の腎間の動気は、人体が生命を維持する動力であり、十二経の根本でもあるので、これを原気という。三焦は、原気を全身に運ぶ使者であり、上・中・下三焦の気を貫通運行させ、五臓六腑に行き渡らせる。原とは、三焦の尊称であるので、三焦の気が運行停留する穴位を原穴というのである。五臓六腑に病がある時は、いずれもそれぞれの経の原穴を取って治療することができる。

【解説】

一、本難では十二経の原穴の名称を列挙し、「十二経皆な兪を以て原と為す」と説く。しかし実際は十二経脈の中では、五臓の陰経が兪穴を原穴とするだけで、六腑の陽経は兪と原を区別して二穴としている。そのため「十二経皆な兪を以て原と為す」という説は妥当ではない。また「五臓の兪なる者は、三焦の行く所、気の留止する所也。」とあるが、下文の「三焦なる者は、原気の別使也、三気を通行し、五臓六腑に経歴するを主る。原なる者は、三焦の尊号也、故に止る所を輒ち原と為す。」によれば、「三焦の行く所」は、五臓の兪だけではなく、六腑の陽経の穴も含めているので、このことからもこの説は妥当であるとはいえない。

二、本難で列挙された十二経の原穴の名称は、『霊枢』九針十二原篇と多少異なっている。『霊枢』九針十二原篇では五臓の経脈の左右両側を二つの穴位として計算して十穴とし、「膏の原は鳩尾に出づ」「肓の原は脖胦に出づ」を加えて合計十二穴とする。本難では五臓六腑の経脈は、各々一穴として計算し、合計十一穴としている。

晋代の皇甫謐の著である『甲乙経(1)』では、手の少陰心経の五兪穴を明確に列挙しているが、そこで始めて十二経の井・榮・輸・原・経・合穴が完備したのである（第六十四難の「十二経の五兪穴の五行配合表」を見よ）。現在臨床で応用されているのは、『甲乙経』に基づいている。

—256—

五臓六腑に病がある場合、なぜ十二経の原穴を取って治療することが
できるのであろうか。それは原穴が三焦の気の運行し停留する所だから
である。三焦は原気の使者であり、原気即ち臍下の腎間の動気は、人体
が生命を維持する動力であり、十二経脈の根本でもある。三焦は原気を
通行させて全身に行き渡らせ、臓腑の機能を促進させる。従って原穴に
刺針を行うと、臓腑の活動を調整することができ、疾病を治療するとい
う目的を達することができるのである。『霊枢』九針十二原篇に「五臓に
疾有らば、当に之れを十二原に取るべし。十二原なる者は、五臓の三百
六十五節の気味を稟くる所以也。」とある。『難経』では三焦が「原気の
別使」であるという新しい論点を提出し、三焦の気と原穴との関係を強
調するが、これは後世の針灸治療の発展に大きな影響を与えた。今日で
は一般に原穴を特定穴の一部分としているが、内臓の疾病を治療する面
において、確かに一定の作用があるといえる。

【訳注】

（1）　甲乙経：　『甲乙経』巻三「手少陰及臂凡一十六穴」第二十六。

第六十七難
五臓の募穴と兪穴の意義及び
その治療作用を論ずる

【原文】

　六十七難曰：五臓募[1]皆在陰、而兪[1]皆①在陽者、何謂也。

　然：陰病行陽、陽病行陰。故令募在陰、兪在陽。

【書き下し】

　六十七難に曰く：五臓の募は皆な陰に在り、而して兪は皆な陽に在る者は、何の謂ぞ也。

　然り：陰病は陽に行き、陽病は陰に行く。故に募をして陰に在らしめ、兪をして陽に在ら令む。

【校勘】

　①皆：　もとはなかった。『難経句解』に拠って補う。

【注釈】

　〔1〕　五臓の募・兪：　募は「膜」に通じる。五臓の募とは胸腹部にある五臓の募穴を指し、経気の集まる所である。兪は、輸送するの意味。五臓の兪とは、腰背部にある五臓の兪穴を指し、経気がそこから他の場所へ輸送される所である（募穴・兪穴の具体的名称については後の表を見よ）。

—258—

第六十七難

【口語訳】

第六十七難の問い： 五臓の募穴はすべて陰に属する胸腹部にあり、五臓の兪穴はすべて陽に属する腰背部にあるが、これはどうしてか。

答え： 内臓或いは陰経の病気は常に出て陽分の兪穴に行き、体表或いは陽経の病気は常に入って陰分の募穴に行く。そのため募穴はすべて陰に属する胸腹部にあり、兪穴はすべて陽に属する腰背部にあるのである。

【解説】

一、本難では主に兪穴と募穴の陰陽の属性、及びその治療上の作用を述べている。臓腑の兪穴はいずれも腰背部にあるが、背は陽なので、「兪は皆な陽に在り」というのである。臓腑の募穴はいずれも胸腹部にあるが、腹は陰なので、「募は皆な陰に在り」というのである。兪穴・募穴の位置は、その所属経の循行線上にあるでのはなく、背腹部に集中しているが、これは主として背腹が内臓の近くにあるため、兪穴・募穴と内臓とが直接的関係を持っているためである。よってこれら兪穴・募穴は、臓腑経脈の気の集結と輸送の要衝であり、内臓と体表の病邪が出入りする通路でもある。生理上では、経気は陰から陽へ行き、また陽から陰へ行くことができる。陰陽が互いに通じあって、相対的なバランスを保っているのである。病理上では、内臓或いは陰経の疾病は、その病邪が常に陰から陽分の兪穴に出て、体表或いは陽経の疾病は、その病邪が陽から陰分の募穴に入る。そのため「陰病は陽に行き、陽病は陰に行く。」というのである。これによって、治療上では、内臓或いは陰経の疾病もまた腰背部の兪穴に刺針することができ、体表或いは陽経の疾病もまた胸腹部の募穴に刺針することができる訳で、それによって経気の働きを調整し発揮させ、疾病を治療するという目的を達することができる。この種の方法は、「陰に従いて陽を引き、陽に従いて陰を引く[1]。」という治療方法に属する。例えば肺経は五臓の陰経に属すもので、病変があった時

—259—

第六十七難

は、背部の肺経の兪穴である肺兪穴に刺針することができるし、また胃経は六腑の陽経に属すもので、病変があった時は、腹部の胃経の募穴である中脘穴に刺針することができる。これだけではなく、この種の取穴方法は更に臓腑と関係のある組織器官の疾患の治療にも用いることができる。例えば肝は目に開竅しているので、肝兪に刺針して目の疾患を治すことができる。腎は耳に開竅しているので、腎兪に刺針して耳聾・耳鳴りを治すことができる。心は舌に開竅しているので、心兪に刺針して舌のただれを治すことができるなどである。現在臨床においては、このような兪・募穴の特性をもとに、診断方面に応用しているが、ここでもかなり役立っている。例えば胃の募穴の中脘に圧痛がある場合、胃兪を診断しても、ふつうやはり圧痛がある。また経絡との関係によって、中脘に圧痛がある場合、胃経の足三里と上巨虚を調べると必ず反応がある。

　二、本難では五臓の募・兪が取り上げられただけで、六腑の募・兪には言及していないが、六腑の募・兪もこれと同様である。『難経経釈』は「六腑の募も亦た陰に在り、兪も亦た陽に在り、特には五臓のみを然りと為さず。又た下節に陰陽並挙して言を為す、疑うらくは五臓の下　当に六腑の二字有るべし」という。よって六腑の募・兪の意義と作用は、五臓の募・兪から類推して理解することができる。

付録：　募穴・兪穴の名称表

臓腑	肝	心	脾	肺	腎	大腸	小腸	三焦	胆	胃	膀胱
兪穴	肝兪	心兪	脾兪	肺兪	腎兪	大腸兪	小腸兪	三焦兪	胆兪	胃兪	膀胱兪
募穴	期門	巨闕	章門	中府	京門	天枢	関元	石門	日月	中脘	中極

【訳注】

（１）　陰に従いて陽を引き、陽に従いて陰を引く：　『素問』陰陽応象

—260—

大論の語。第七十難の【解説】参照。

第六十八難
井・榮・兪・経・合の五穴の意義と
主治の病症を論ずる

【原文】

　六十八難曰：五臓六腑、皆有井榮兪経合、皆何所主。

　然：経言所出為井[1]、所流為榮[2]、所注為兪[3]、所行為経[4]、所入為合[5]。井主心下満、榮主身熱、兪主体重節痛、経主喘咳寒熱、合主逆気而泄。此五臓六腑井榮兪経合所主病也。

【書き下し】

　六十八難に曰く：五臓六腑、皆な井榮兪経合有り、皆な何の主る所ぞ。

　然り：経に言う、出づる所を井と為し、流るる所を榮と為し、注ぐ所を兪と為し、行く所を経と為し、入る所を合と為す、と。井は心下満を主り、榮は身熱を主り、兪は体重節痛を主り、経は喘咳寒熱を主り、合は逆気して泄するを主る。此れ五臓六腑の井榮兪経合の主る所の病也。

【注釈】

　〔1〕　出づる所を井と為す：　井は水の源である。井穴が経気の出始める所であることにたとえたもの。

　〔2〕　流るる所を榮と為す：　小さい水流を榮という。榮穴を流れる経気が比較的微弱であることにたとえたもの。

　〔3〕　注ぐ所を兪と為す：　注は、流れ込む。兪は、輸送する。兪穴

の経気が次第に盛んになり、他の場所へ水が流れ込み輸送されるようであることにたとえたもの。

〔4〕 行く所を経と為す：　経は、「径」の意味で、経穴の経気が更に盛んになって、波のように前方に押し寄せることにたとえる[1]。

〔5〕 入る所を合と為す：　合は、合流する。経気が合穴から深く入り、すべての河川が合流して大海に流れ込むようであることにたとえたもの。

【口語訳】

第六十八難の問い：　五臓六府の経脈にはすべて井・榮・兪・経・合の穴があるが、これらの穴位はどのような病症を主治するのか。

答え：　医経に「経気の発出する所を井穴といい、経気が小さく流れる所を榮穴といい、経気が注ぐ所を兪穴といい、経気が勢いよく流れる所を経穴といい、経気が深く入る所を合穴という。」とある。井穴は心下の膨満を主治し、榮穴は身体の発熱を主治し、兪穴は身体のだるさ・関節の痛みを主治し、経穴は喘息・咳嗽・悪寒・発熱を主治し、合穴は気逆と下泄を主治する。これが五臓六腑の十二経脈の井・榮・兪・経・合の穴の主治する病症である。

【解説】

一、本難で述べている内容は、『霊枢』九針十二原篇に基づいている。五臓六腑の十二経脈にはそれぞれ井・榮・兪・経・合の穴があるが（六腑の陽経にはそれぞれ原穴が加わる）、これは古人が水の流れにたとえて、人体の営衛気血が経脈中を流れる状況を形容したもので、第六十三難・六十五難が井穴・合穴を春・冬にたとえたのとは言い方が異なるが、類似するものによって説明するという意図は似通っているので、相互に参照されたい。

二、本難で述べている五兪穴の主治病症は、五行学説に結合させて推

第六十八難

論したものである。井穴は木に属すので、肝と関係がある。肝の経脈は、足から上行し、横隔膜を貫いて、胸脇に分散する。このため「心下満」は井穴を取って治療するのである。榮穴は火に属すので、心と関係がある。火は熱病なので、「身熱」は榮穴を取って治療できる。腧穴は土に属すので、脾と関係がある。脾は肌肉・四肢を主るので、「体重節痛」は腧穴を取って治療できる。経穴は金に属すので、肺と関係がある。肺は皮毛を主り、呼吸を司るので、邪が皮毛を犯すと、その開合が異常を来たして悪寒発熱が起こる。肺気がうまく下降しないと、喘息や咳が出るので、「喘咳寒熱」は経穴を取って治療することができる。合穴は水に属すので、腎と関係がある。腎は水を主るので、水が下に堆積すると気が上逆し、水が腸に流れると下痢するので、「逆気して泄す」は合穴を取って治療できるのである。臨床上では、病証を弁別する際には、臓腑と経脈の関係に基づいて臨機応変に運用すべきである。『難経経釈』に「此れ亦た其の一端を論ずる耳、……一を執りて変通を知らざる可からざる也。」とある。

　五腧穴はこれまで各難で述べられた「原穴」「募穴」「兪穴」と同様、すべて古人が長い医療実践の中から見いだした特殊な作用を持つ腧穴であり、治療上それぞれ特徴がある。各臓腑経絡の疾患に対しては、状況に応じてこれらの穴位を選んで針治療を施すと、確かに一定の治療効果が得られるが、これは重視すべきことである。

【訳注】

　(1)　本注は『爾雅』釈水に「直波為径」即ち「風によらない自然な波を径という」とあるものを踏まえている。

第六篇　針　法

　本篇には第六十九難から八十一難までを含み、主として刺針による補瀉法の運用を述べている。その中において迎随補瀉法・井を刺し滎を瀉す法・母を補し子を瀉す法・火を瀉し水を補す法・迎随と母子補瀉法との組み合わせ、それに加えて補瀉の手法と手順及び補瀉の誤用による悪影響等を説明する。これらは刺針による補瀉においてよく用いられる方法であり必ず注意しなければならない事項である。人体の正気を旺盛にして、邪気を衰退させることができるかどうかは、補瀉法の適切な運用にかかっている。本篇ではこの点に対してかなり詳細な論述を行っている。

　次に刺針について深さや入針・出針・留針候気等の様々な手法をどのように掌握するかを紹介し、また刺針と季節との関係を指摘し、治療においては必ず「時に因りて宜しきを制す[1]」ことの重要性を理解しなければならないとし、更に診察に臨むに必ず未病を治療する治療法則を理解しなければならないことを強調している。

【訳注】

　（1）　時に因りて宜しきを制す：　気候は人体に相当の影響を与えるため、気候とそれに対応する人体の特徴を把握し、時節に最適の治療法を選択し施すということ。

—265—

第六十九難

第六十九難

母を補い子を瀉す治療方法を論ずる

【原文】

六十九難曰：経言虚者補之、実者瀉之、不実不虚⁽¹⁾、以経取之。何謂也。

然：虚者補其母⁽¹⁾、実者瀉其子⁽²⁾、当先補之、然後瀉之。不実不虚⁽¹⁾、以経取之者、是正経自生病⁽³⁾、不中他邪也、当自取其経、故言以経取之。

【書き下し】

六十九難に曰く：経に言う、虚する者は之れを補い、実する者は之れを瀉し、実せず虚せざるは、経を以て之れを取る、と。何の謂ぞ也。

然り：虚する者は其の母を補い、実する者は其の子を瀉す、当に先ず之れを補い、然る後に之れを瀉すべし。実せず虚せざるは、経を以て之れを取る者は、是れ正経自ら病を生じ、他邪に中らざる也、当に自ら其の経を取るべし、故に経を以て之れを取ると言う。

【注釈】

〔1〕 虚する者は其の母を補う： 我を生ずる者は母である。五行学説の「母は能く子をして虚せ令む⁽²⁾」という理論に依り、ある一臓（経）の虚証には、その母臓（経）或いは母穴を補う方法を用いて治療できる。

〔2〕 実する者は其の子を瀉す： 我が生ずる者は子である。五行学

—266—

説の「子は能く母をして実せ令む⁽²⁾」という理論に依り、ある一臓（経）の実証には、その子臓（経）或いは子穴を瀉す方法を用いて治療できる。

〔３〕 正経自ら病を生ず：　本経の原発病を指し、他経の虚実の影響を受けたことによって生じた疾病ではない。

【口語訳】

第六十九難の問い：　医経には「虚証には補法を用いて治療し、実証には瀉法を用いて治療し、実でもなく虚でもない病証には、本経で穴を取って治療する。」とある。これはどういうわけか。

答え：　虚証はその母臓(経)或いは母穴を補い、実証はその子臓(経)或いは子穴を瀉すが、治療の手順としては先ず補法を用い、次に瀉法を用いるべきである。実でもなく虚でもない病証は、本経の兪穴を取って治療するのであるが、それは本経自体に生じた病であり、他経の邪の影響を受けていないため、その本経の腧穴を取るだけでよいので、そのため「経を以て之れを取る」というのである。

【解説】

一、虚は補い実は瀉すという治療原則は、『霊枢』経脈篇・禁服篇に見られる。本難では五行相生の理論を用いて解釈し、臓腑経脈が所属する五行の母子関係に依り、虚ならばその母を補い、実ならばその子を瀉すという治療方法を用いて、偏盛偏衰を調節し、正を扶け邪を除き、疾病を治療するという目的を果たしている。

子母補瀉が針灸治療に運用される際には、ふつう二つの方法がある。

１．本経の井・榮・兪・経・合の五行関係（第六十四難を見よ）に基づいて補瀉を行う。例えば肺経の気が虚している場合、肺経本経の兪穴である太淵を取るが、それは太淵穴が土に属し、土は金の母であるためであり、これが「虚する者は其の母を補う」ということである。肺経の気が実している場合、本経の合穴である尺沢を取るが、それは尺沢穴が

第六十九難

水に属し、水は金の子であるためであり、これが「実する者は其の子を瀉す」ということである。

　2．十二経の所属する臓腑の五行関係に基づいて補瀉を行う。例えば肺経の気が虚している場合、「虚する者は其の母を補う」という方法によって、肺は金に属し、土が金の母であるので、足の太陰脾経の穴位、或いは脾経の兪穴である太白（土に属す）を取る。肺経の気が実している場合は、「実する者は其の子を瀉す」という方法によって、腎は水に属し、水が金の子であるので、腎経の穴位、或いは腎経の合穴である陰谷（水に属す）を取る。

　所謂「実せず虚せざるは、経を以て之れを取る」とは、本経自体に生じた病であり、他経の虚実の影響を受けて発病したものではないが、ただその病変自体には虚実の区別があることを指している。このため治療する時は、他の経脈上で母を補ったり、子を瀉したりする必要はなく、本経の虚実の状況に基づいて、本経の兪穴を取って、補瀉の方法を用いれば、治療の目的を果たすことができる。例えば喉・胸・肺に関わる病証では、手の太陰肺経の穴位を主として用いることができ、胸・心・精神に関わる病証では、手の少陰心経の穴位を主として用いることができる。

　母を補い子を瀉すという治療法も絶対というわけではないことは、『難経経釈』に「『内経』の補瀉の法を按ずるに、或いは本経に取り、或いは他経に雑取し、或いは先に瀉し後に補い、或いは先に補い後に瀉し、或いは専ら補いて瀉さず、或いは専ら瀉して補わず、或いは一経に取り、或いは三・四経に取る、其の説俱な在りて、勝げて挙ぐる可からず、則ち母を補い子を瀉するの法も、亦た其の中の一端、若し竟に以て補瀉の道尽くること此くの如しと為さば、則ち然らざる也。」というが如くである。

　二、原文中「当に先ず之れを補い、然る後に之れを瀉すべし」の一句は、上下の文意にそぐわないので、『難経本義』と『難経彙注箋注』はい

—268—

ずれも誤りがあるとしている。

【訳注】

（1）　不実不虚：　『難経本義』は「不虚不実」に作る。

（2）　母は能く子をして虚せ令む；子は能く母をして実せ令む：　第

七十五難参照。

第七十難

四時によって刺法が異なることを論ずる

【原文】

七十難曰：春夏刺浅、秋冬刺深者、何謂也。

然：春夏者、陽気在上、人気亦在上、故当浅取之；秋冬者、陽気在下、人気亦在下、故当深取之。

春夏各致一陰、秋冬各致一陽者、何謂也。

然：春夏温、必致一陰者、初下針、沈之至腎肝之部、得気、引持之陰也。秋冬寒、必致一陽者、初内針、浅而浮之至心肺之部、得気、推内之陽也。是謂春夏必致一陰、秋冬必致一陽。

【書き下し】

七十難に曰く：春夏は刺すこと浅く、秋冬は刺すこと深し者は、何の謂ぞ也。

然り：春夏なる者は、陽気上に在り、人気も亦た上に在り、故に当に浅く之れを取るべし；秋冬なる者は、陽気下に在り、人気も亦た下に在り、故に当に深く之れを取るべし。

春夏は各々一陰を致し、秋冬は各々一陽を致す者は、何の謂ぞ也。

然り：春夏は温、必ず一陰を致す者は、初めて針を下すに、之れを沈めて腎肝の部に至り、気を得て、引きて之れが陰を持する也。秋冬は寒、必ず一陽を致す者は、初めて針を内るるに、浅くして之れを浮かして心肺の部に至り、気を得て、推して之れが陽を内るる也。是れ謂ゆる春夏は必ず一陰を致し、秋冬は

—270—

第七十難

必ず一陽を致す。

【口語訳】

　第七十難の問い：　春夏には針を浅く刺すのがよく、秋冬には針を深く刺すのがよいが、これはどういうわけか。

　答え：　春夏の二季には、自然界の陽気は上に向かい、人体の陽気も皮膚の浅い層に向かうので、浅く刺す方法を用いるべきである。秋冬の二季には、自然界の陽気は下へ向かい、人体の陽気も筋骨の深い層に向かうので、深く刺す方法を用いるべきである。

　問い：　春夏の二季は各々一陰の気を導く必要があり、秋冬の二季は各々一陽の気を導く必要があるが、これはどういうわけか。

　答え：　春夏は気候が温暖なので、必ず一陰の気を導かなければならないというのは、つまり針を刺し始める時に、肝腎が主る筋骨の部分まで深く刺し、気を得てから、針を引き上げることにより肝腎の陰気を引き上げて陽分まで至らせるようにすることである。秋冬は気候が寒冷なので、必ず一陽の気を導かなければならないというのは、つまり針を入れ始める時に、心肺の主る血脈や皮膚の部分に浅く刺し、気を得てから、再び針を推し入れることにより心肺の陽気を深く陰分まで至らせるようにすることである。これが所謂春夏には必ず一陰の気を導き、秋冬には必ず一陽の気を導くという針法である。

【解説】

　本難では人体の陽気が自然界の気候の変化に伴って、内外出入の変化をすることを明らかにしている。よって針を刺す時も、春夏は浅く刺すのがよく、秋冬は深く刺すのがよいという区別がある。また「春夏は各各一陰を致し、秋冬は各々一陽を致す。」という刺針の手法を具体的に説明している。これは『素問』四気調神大論の「春夏は陽を養い、秋冬は陰を養う。」及び『素問』陰陽応象大論の「陰に従いて陽を引き、陽に従

—271—

第七十難

いて陰を引く。」の趣旨と一致するものである。このように陰を取って陽
を養い、陽を取って陰を養うという方法を使って、陰陽を調え四季の気
候の変化に適応させることは、疾病の治療にとって有益である。

第七十一難

栄衛に対する刺針の深浅について論ずる

【原文】

七十一難曰：経言刺栄無[1]傷衛、刺衛無[1]傷栄。何謂也。

然：針陽者、臥針而刺[2]之；刺陰者、先以左手摂按[3]所針滎兪之処[1]、気散乃内針。是謂刺栄無傷衛、刺衛無傷栄也。

【書き下し】

七十一難に曰く：経に言う、栄に刺すに衛を傷ること無かれ、衛に刺すに栄を傷ること無かれ、と。何の謂ぞ也。

然り：陽に針する者は、針を臥せて之れに刺す；陰に刺す者は、先ず左手を以て針する所の滎・兪の処を摂按し、気散ずれば乃ち針を内る。是れを栄に刺すに衛を傷ること無かれ、衛に刺すに栄を傷ること無かれと謂う也。

【注釈】

〔1〕 無：「毋」字に通じ、してはいけない・禁止の意味。

〔2〕 針を臥せて刺す： 横刺[2]のこと。

〔3〕 摂按： 摂は引くこと。按は按摩すること。摂按とは、手を動かして按摩し、衛気を散らすという意味。

【口語訳】

第七十一難の問い： 医経に「栄に刺す時には衛を傷つけてはならず、衛に刺す時には栄を傷つけてはならない。」という。これはどういう意味

—273—

第七十一難

か。

　答え：　陽に属する衛の分に刺針する時は、横刺すべきである。陰に属する栄の分に刺針する時は、先ず左手でもって、針を刺す穴位を引っ張り按摩して、その部分の衛気を散開させてから針を刺入すべきである。これが栄に刺すとき衛を傷つけてはならず、衛に刺すとき栄を傷つけてはならないという針法である。

【解説】

　本難では栄衛の病変に刺針する手法を述べているが、その趣旨は針を刺入する深さが、必ず疾病の具体的状況に基づいて決定されるべきであることを説明することにある。衛は陽に属すので、部位は比較的浅く、栄は陰に属すので、部位は比較的深い。このため、衛病は針を横にして浅く刺し、栄気を損傷しないようにしなければならない。栄病は先ず針を刺す穴位を摂按し、衛気を散開させてから深く刺して、衛気を損傷しないようにしなければならない。これが所謂「栄に刺すに衛を傷ること無かれ、衛に刺すに栄を傷ること無かれ。」である。これは『素問』刺斉論にいう「骨に刺す者は、筋を傷ること無かれ。筋に刺す者は、肉を傷ること無かれ。肉に刺す者は、脈を傷ること無かれ。脈に刺す者は、皮を傷ること無かれ。」の趣旨と一致するものである。

【訳注】

（１）　先以左手摂按所針榮兪之処：　ほぼ同じ表現が第七十八難に見える。『説文解字』によれば「摂、引持也」「按、下也」で、「按」は下に向って動作すること、即ち「おさえる」「おす」の意味であり、「摂」はこれとは反対の「ひく」の意味である。つまり「摂按」は皮膚に向っておしたりひいたりすること。

（２）　横刺：　沿皮刺ともいい、針体と穴位の表皮が約15度の角度になるように刺針する方法。

—274—

第七十二難

第七十二難

迎随補瀉の刺針方法を論ずる

【原文】

　七十二難曰：経言能知迎随[1]之気、可令調之；調気之方、必在陰陽。何謂也。

　然：所謂迎随[1]者、知栄衛之流行、経脈之往来也。随其逆順而取[1]之、故曰迎随。調気之方、必在陰陽者、知其内外表裏、随其陰陽而調之、故曰調気之方、必在陰陽。

【書き下し】

　七十二難に曰く：経に言う、能く迎随の気を知りて、之れを調え令む可し；気を調うるの方は、必ず陰陽に在り、と。何の謂ぞ也。

　然り：所謂迎随なる者は、栄衛の流行、経脈の往来を知る也。其れに随いて逆順して之れを取る[1]、故に迎随と曰う。気を調うるの方は、必ず陰陽に在り者は、其の内外表裏を知り、其の陰陽に随いて之れを調う、故に気を調うるの方は、必ず陰陽に在りと曰う。

【注釈】

　〔1〕　迎随；逆順して取る：　経脈の気の運行方向に逆らって針を刺すことを迎といい、つまり逆取のことである。経脈の気の運行方向に沿って針を刺すことを随といい、つまり順取のことである。

—275—

第七十二難

【口語訳】

　　第七十二難の問い：　医経に「刺針の手法において経脈の気に対する迎随がわかれば、経脈の気を調和させることができる。気を調える方法は必ず先に陰陽を弁別しなければならない。」とある。これはどういうわけか。

　　答え：　所謂迎随とは、経脈中の栄衛の気の流通運行、及び各経脈が往来し走行する方向を知ることである。その走行する方向に対して逆取し或いは順取するので、迎随というのである。気を調える方法は、必ず先に陰陽の虚実状況を弁別し、病変に内外表裏があることを知ってから、その陰陽の偏盛偏衰に基づいて調整を進めるので、気を調える方法は、必ず先に陰陽を弁別しなければならないというのである。

【解説】

　　本難は『霊枢』終始篇の「陽は気を四末に受け、陰は気を五臓に受く。故に瀉する者は之れを迎え、補う者は之れに随う。迎を知り随を知れば、気　和せ令む可し。気を和するの法は、必ず陰陽に通ず。」の意味と類似している。これは十二経脈の気の走行方向に基づき、随うことによって虚を補い、迎えることによって実を瀉すという刺針方法である。『霊枢』逆順肥痩篇の「手の三陰は、臓（胸）従り手に走る。手の三陽は、手従り頭に走る。足の三陽は、頭従り足に走る。足の三陰は、足従り腹に走る。」という経脈の走行方向によれば、針を刺す時に、流れに逆らって取るのが「迎」であり、瀉法に属し、流れに沿って取るのが「随」であり、補法に属す。例えば肺経の実証を治療する場合、迎の方法を用いて、針先を腕の上方に向ける、つまり肺経の走行する方向に対して逆向きに刺入する。反対に、肺経の虚証を治療する場合は、随の方法を用いて、針先を腕の下方に向ける、つまり肺経の走行する方向に沿って刺入する。このような迎随補瀉法を用いるには、必ず先に陰陽を弁別しなければならない。つまり十二経の陰陽・表裏関係及び病状の内外虚実等の状況が

—276—

はっきりしないと、正確に治療して虚を補い実を瀉すという目的を果たすことはできないのである。

【訳注】

（1） 其れに随いて逆順して之れを取る： 原書の中国訳「随着他行走的方向進行逆取或順取」に従って訓読したもの。ふつうには「其の逆順に随いて之れを取る」と訓読し、それで原文の本来の意味を正しく読み取っているものである。

第七十三難

第七十三難

井に刺し滎を瀉す法の運用を論ずる

【原文】

　七十三難曰：諸井者、肌肉浅薄、気少、不足使也、刺之奈何。

　然：諸井者、木也；滎者、火也。火者、木之子、当刺井者、以滎瀉之。故経言補者不可以為瀉、瀉者不可以為補。此之謂也。

【書き下し】

　七十三難に曰く：諸々の井なる者は、肌肉浅薄、気少く、使うに足らざる也、之れに刺すこと奈何。

　然り：諸々の井なる者は、木也；滎なる者は、火也。火なる者は、木の子、当に井に刺すべき者は、滎を以て之れを瀉す。故に経に言う、補う者は以て瀉を為す可からず、瀉する者は以て補を為す可からず、と。此れを之れ謂う也。

【口語訳】

　第七十三難の問い：　井穴はそれぞれ、すべて肌肉の浅く薄い部位にあり、経気が少なく、刺針の瀉法を用いるに充分とはいえないが、刺針して瀉さなければならない場合には、どのような方法を用いたらよいか。

　答え：　五臓の陰経の井穴は、いずれも木に属し、滎穴は、いずれも火に属す。火は、木の子であるから、井穴に刺針して瀉す場合には、かわりに滎穴を取って瀉法を行うことができる。そのため医経に「補うべきものは瀉法を用いてはならず、瀉すべきものは補法を用いてはならない。」というのである。まさにこのことをいっているのである。

—278—

第七十三難

【解説】

　一、母子補瀉の法には、本経の井・滎・兪・経・合の五行関係に依る
ものと、十二経の所属する臓腑の五行関係に依るものがある。本難は専
ら前者に依っている。井穴が瀉法を行うには適当ではないという説につ
いては、後世の実践において、すでに発展があった。臨床では、急性の
熱病に対しては、井穴を刺して血を出す方法を常用して邪熱を瀉し、か
なりの治療効果をあげている。

　二、『難経経釈』は「故字の上、当に闕文有りて、必ず母を補うの法を
論ずる一段有るべし、故に此の二句を以て之れを総結す、否らずんば則
ち文理を成さざる矣。」とする。参考にされたい。

—279—

第七十四難

第七十四難

四時における五臓の刺針方法を論ずる

【原文】

七十四難曰：経言春刺井、夏刺滎、季夏刺兪、秋刺経、冬刺合者、何謂也。

然：春刺井者、邪在肝；夏刺滎者、邪在心；季夏刺兪者、邪在脾；秋刺経者、邪在肺；冬刺合者、邪在腎。

其肝・心・脾・肺・腎、而繋於春・夏・秋・冬者、何也。

然：五臓一病、輒有五也[1]。仮令肝病：色青者肝也、臊臭者肝也、喜酸者肝也、喜呼者肝也、喜泣者肝也。其病衆多、不可尽言也。四時有数、而並繋於春夏秋冬者也。針之要妙、在於秋毫[1]者也。

【書き下し】

七十四難に曰く：経に言う、春　井に刺し、夏　滎に刺し、季夏　兪に刺し、秋　経に刺し、冬　合に刺すと者は、何の謂ぞ也。

然り：春　井に刺す者は、邪　肝に在ればなり；夏　滎に刺す者は、邪　心に在ればなり；季夏　兪に刺す者は、邪　脾に在ればなり；秋　経に刺す者は、邪　肺に在ればなり；冬　合に刺す者は、邪　腎に在ればなり。

其の肝・心・脾・肺・腎、而て春・夏・秋・冬に繋くる者は、何ぞ也。

然り：五臓の一病めば、輒ち五有る也。仮令えば肝病めば：

—280—

第七十四難

色青き者は肝也、臊臭なる者は肝也、酸を喜む者は肝也、喜く呼する者は肝也、喜く泣する者は肝也。其の病衆多にして、尽く言う可からざる也。四時に数有り、而して並びに春夏秋冬に繋くる者也。針の要妙は、秋毫に在る者也。

【校勘】

①也：　もとは「色」に作った。『難経集注』に拠って改める。

【注釈】

〔1〕　秋毫：　鳥類の秋に新たに生える羽毛は濃くて先が細いが、これによって針法の重要で微妙な点が精微なものであることをたとえた。

【口語訳】

七十四難の問い：　医経に「春には井穴に刺すのがよく、夏には滎穴に刺すのがよく、季夏には兪穴に刺すのがよく、秋には経穴に刺すのがよく、冬には合穴に刺すのがよい。」とあるが、これはどういうわけか。

答え：　春に井穴に刺すのがよいのは、病邪が肝にあるためである。夏に滎穴に刺すのがよいのは、病邪が心にあるからである。季夏に兪穴に刺すのがよいのは、病邪が脾にあるからである。秋に経穴に刺すのがよいのは、病邪が肺にあるからである。冬に合穴に刺すのがよいのは、病邪が腎にあるからである。

問い：　このように肝・心・脾・肺・腎の五臓を春夏秋冬に関連づけるのは、またどういうわけか。

答え：　五臓の中の一臓に病変が生じると、往々にしてこれと相関する季節に応じて色・臭・味・声・液の五方面に反応が現れる。例えば肝臓に疾病が発生すると、顔面部の色が青いのは肝病の症状であり、生臭いにおいがあるのは肝病の症状であり、酸味を好むのは肝病の症状であり、常に叫び声をあげるのは肝病の症状であり、いつも涙を流している

—281—

第七十四難

のは肝病の症状である。五臓の疾病の症状は多種多様なので、とても一時に説き尽くせるものではない。四季にはそれぞれ決まった節気があり、そして井・榮・兪・経・合の穴はすべて春夏秋冬の気候に関連している。刺針の重要かつ微妙な点は、これらの微細な変化をいかによく掌握するかにある。

【解説】

　本難の問答の語は完全には符合していない。『難経本義』は「此の篇の文義を詳かにするに、欠誤有るに似る。」という。

第七十五難

第七十五難
肝実肺虚に瀉火補水法を
応用する原理を論ずる

【原文】

七十五難曰：経言東方実、西方虚、瀉南方、補北方、何謂也。

然：金木水火土、当更相平[1]。東方木也、西方金也。木欲実、金当平之；火欲実、水当平之；土欲実、木当平之；金欲実、火当平之；水欲実、土当平之。東方肝也、則知肝実；西方肺也、則知肺虚。瀉南方火、補北方水。南方火、火者、木之子也；北方水、水者、木之母也。水勝火、子能令母実、母能令子虚、故瀉火補水、欲令金①得平木也。経曰：不能治其虚、何問其余。此之謂也。

【書き下し】

七十五難に曰く：経に言う、東方実し、西方虚せば、南方を瀉し、北方を補うとは、何の謂ぞ也。

然り：金木水火土、当に更々相い平らぐべし。東方は木也、西方は金也。木実せんと欲せば、金当に之れを平らぐべし；火実せんと欲せば、水当に之れを平らぐべし；土実せんと欲せば、木当に之れを平らぐべし；金実せんと欲せば、火当に之れを平らぐべし；水実せんと欲せば、土当に之れを平らぐべし。東方は肝也、則ち肝実するを知る；西方は肺也、則ち肺虚するを知る。南方・火を瀉し、北方・水を補う。南方は火、火なる者は、木の子也；北方は水、水なる者は、木の母也。水は火に勝つ、

―283―

第七十五難

子能く母をして実せ令め、母能く子をして虚せ令む、故に火を
瀉し水を補い、金をして木を平らぐるを得令めんと欲する也。
経に曰く：其の虚を治すること能わずんば、何ぞ其の余を問わ
ん、と。此れを之れ謂う也。

【校勘】

　①金：　この下にもと「不」字があった。『難経本義』に「不字は疑う
らくは衍ならん」と説くものに拠って削る。

【注釈】

　〔1〕　更々相い平らぐ：　更は、かわるがわる交代する。平は、その
有余を除くことであり、それはまた制約するの意味ともなる。「更々相い
平らぐ」とは、つまり金木土水火が順次に制約しあい、相対的な平衡状
態を保つこと。

【口語訳】

　第七十五難の問い：　医経に「東方に属する臓が偏盛し、西方に属す
る臓が偏虚すれば、南方に属する臓を瀉し、北方に属する臓を補う治療
法を用いる。」とある。これはどういうわけか。

　答え：　金木水火土の五行の間は、順次相互に制約しあって相対的な
平衡を保っていなければならない。東方は木に属し、西方は金に属す。
木が偏盛しようとすると、金がこれを制約する。火が偏盛しようとする
と、水がこれを制約する。土が偏盛しようとすると、木がこれを制約す
る。金が偏盛しようとすると、火がこれを制約する。水が偏盛しようと
すると、土がこれを制約する。東方は肝に属すので、これから東方が実
とは肝臓が偏盛していることだとわかる。西方は肺に属すので、これか
ら西方が虚とは肺臓が偏虚していることだとわかる。南方の火に属す心
臓を瀉し、北方の水に属す腎臓を補う治療法を用いることができる。な

—284—

第七十五難

ぜなら南方は火に属し、火は木の子であり、北方は水に属し、水は木の母であるからである。水は火に勝ち、子臓は母臓の気を充実させることができ、母臓は子臓の気を衰虚させることができるので、南方の心火を瀉し北方の腎水を補うのは、肺金に肝木を制約する作用を回復させることが目的だからである。医経に、「虚証を治療する法則を掌握していないで、どうしてその他の疾病を治療する方法がわかるだろうか。」という。つまりこのことをいっているのである。

【解説】

　『素問』六微旨大論に「亢すれば則ち害し、承けて乃ち制す」とあって、五行間には、相生・相克の関係があり、盛んになりすぎて害になると、それを承けるものが必ず制約することをいう。こうすることでその相対的な平衡を保つのである。人体の五臓も同様で、互いに依存し、また互いに制約しあうことで正常な生理活動を維持している。本難ではこのような五行理論に基づき、肝実肺虚の証には、心を瀉し腎を補う方法を用いて治療を行うことを明確に述べている。これは「子は能く母をして実せ令め、母は能く子をして虚せ令む。」からであり、火は木の子であるから、心火という子を瀉して肝母の実を奪い、金は水の母であるから、腎水という子を補って肺母の虚を補うのである。このようにすると直接には肝を瀉し肺を補わないが、母子間の相互関係を通して、有余を平らかにし、不足を補い、その正常な生理活動を回復させることができる。六十九難に「虚する者は其の母を補い、実する者は其の子を瀉す。」とある。肝が実すれば心を瀉すのは、「実する者は其の子を瀉す」と同じである。しかし「虚する者は其の母を補う」であると、肺が虚ならば脾を補うべきであるが、ここでは腎を補う方法を用いている。これは本難で述べているものが、心肝の火が有余で、肺腎の陰が不足しているといった証候であるために、一方ではその心火を瀉し、もう一方では腎水を補う方法が適しており、脾土を補う治療は適さないのである。ここでは例を

—285—

第七十五難

挙げて説いているに過ぎないが、その他の諸臓の病証の治療も類推する
ことができる。

第七十六難

補瀉の方法と順序を論ずる

【原文】

　七十六難曰：何謂補瀉。当補之時、何所取気。当瀉之時、何所置気。

　然：当補之時、従衛取気[1]；当瀉之時、従栄置気[1]。其陽気不足、陰気有余、当先補其陽、而後瀉其陰；陰気不足、陽気有余、当先補其陰、而後瀉其陽。栄衛通行、此其要也。

【書き下し】

　七十六難に曰く：何をか補瀉と謂う。当に補うべきの時、何れの所より気を取らん。当に瀉すべきの時、何れの所より気を置かん。

　然り：当に補うべきの時は、衛従り気を取る；当に瀉すべきの時は、栄従り気を置く。其の陽気不足し、陰気有余なるは、当に先ず其の陽を補い、而る後に其の陰を瀉すべし；陰気不足し、陽気有余なるは、当に先ず其の陰を補い、而る後に其の陽を瀉すべし。栄衛もて通行せしむ、此れ其の要なり。

【注釈】

　〔1〕　衛従り気を取る；栄従り気を置く：　ここでの気は、広く経気を指す。衛は脈外の比較的浅い所を行き、栄は脈内の比較的深い所を行くもので、ここでの栄衛は主に部位の深さを表している。置は、打ち捨てる、ここでは放散するの意味。「衛従り気を取る」は、針を刺す時に針

—287—

第七十六難

を横にして浅く刺し、気を得て（針を入れた後、病人にだるい感じ・しびれる感じ・重い感じ・むくむ感じ等の反応が生じることをいう）から、深い所に針を推し進め、流散した気を収斂するので、補法というのである。「栄従り気を置く」は、針を刺す時に真直ぐ立てて深く刺し、気を得てから浅い所まで引き、積滞した気を放散するので、瀉法というのである。

【口語訳】

第七十六難の問い：　何を補瀉というか。補法を用いるべき時は、どこから気を取るのか。瀉法を用いるべき時は、どこから気を散じるのか。

答え：　補法を用いるべき時は、衛の分から気を取り、瀉法を用いるべき時は、栄の分から気を散じる。陽気が不足し、陰気が有余している場合は、陽気を先に補い、そのあと陰気を瀉すべきである。陰気が不足し、陽気が有余している場合は、陰気を先に補い、そのあと陽気を瀉すべきである。栄衛の気が正常に流通運行できるようにさせること、これが刺針による補瀉方法の重要な原則である。

【解説】

本難では栄衛補瀉の刺針の方法と陰陽補瀉の前後の順序を述べている。衛は脈外の比較的浅い所を行き、栄は脈内の比較的深い所を行く。衛の分から気を引いて深く入れてこれを納めるのが補法であり、栄の分から気を引いて浅い所まで出してこれを散じさせるのが瀉法である。陽気・陰気の不足・有余とあるのは、陽経・陰経の気を指していったものである。陽経の気が不足し、陰経の気が有余であれば、先に陽を補って、後に陰を瀉す。陰経の気が不足し、陽経の気が有余であれば、先に陰を補って、後に陽を瀉す。

人体の陰陽は絶えず消長し対立しあっている。しかし陰陽の消長がある一定の限度を越えると、陰陽の動態的平衡が破られ、陰陽の偏盛偏虚

—288—

第七十六難

を引き起こす。治療する際はその不足を補い、その有余を瀉して陰陽の偏盛偏虚を調節し、相対的に平衡し協調する正常な状態に戻さなければならない。補瀉の前後については、具体的状況に応じて本末主従を分別して、時には先に補って後に瀉し、また時には先に瀉し後に補ったりし、一事に固執せず臨機応変に対処すべきである。

第七十七難

第七十七難

上工と中工の治療技術の差異を論ずる

【原文】

　七十七難曰：経言上工治未病、中工治已病者、何謂也。

　然：所謂治未病者、見肝之病、則知肝当伝之与[1]脾、故先実其脾気、無令得受肝之邪、故曰治未病焉。中工者、見肝之病、不暁相伝、但一心治肝、故曰治已病也。

【書き下し】

　七十七難に曰く：経に言う、上工は未病を治し、中工は已病を治すと者は、何の謂ぞ也。

　然り：所謂未病を治す者は、肝の病を見れば、則ち肝当に之れを脾に伝うべきを知る、故に先ず其の脾気を実し、肝の邪を受くるを得令むること無し、故に未病を治すと曰う焉。中工なる者は、肝の病を見て、相い伝うるを暁らず、但だ心を一にして肝を治す、故に已病を治すと曰う也。

【口語訳】

　第七十七難の問い：　医経に「技術の優れた医者はまだ生じていない疾病を予防することができ、技術が並の医者はすでに発生した疾病しか治療できない。」とあるが、これはどういう意味か。

　答え：　所謂「未病を治す」とは、例えば肝臓に病があるのを見れば、肝病は脾臓に伝わりやすいことを知っているので、あらかじめ脾気を充実させて、肝臓の病邪に侵されないようにする。これが「未病を治す」

—290—

ということである。技術が並の医者は、肝臓に病があることはわかっても、それが脾臓に伝わるという道理がわからず、ただひたすら肝臓を治療するだけなので、すでに発生した疾病しか治療することができないというのである。

【解説】

　中国医学における予防思想は、主に二つの面に現れている。『素問』四気調神大論に「已病を治せず、未病を治す」とあり、人が自然の気候に適応し、身体を鍛えて抵抗力を強めて、疾病の発生を予防すべきことを説いている。『霊枢』逆順篇には「上工は其の未だ生ぜざる者を刺す也」とあり、疾病が生じた後に、疾病の伝変する法則を掌握して疾病の発展を防ぐことを述べる。本難で述べている「肝当に之れを脾に伝うべし」は、五行相乗の理論に基づいて疾病の伝変を予測するものである。肝は木に属し、脾は土に属し、木は土に乗じるために、肝病は脾に伝わる。よって肝病を治療する際は、「先ず其の脾気を実す」ことを考え、肝邪が脾を侵し、疾病が発展するのを防がねばならない。『難経』のこの論述は、治療学において積極的な意義を持つものといえる。もちろん必ずしも五行乗侮(2)の説に限られることなく、主として臓腑学説及び実践の中から得られた疾病の転変の法則に基づいて、よりよく臨床に運用し予防治療を進めていくべきである。

【訳注】

　（1）　与：　「於」と同じ。

　（2）　五行乗侮：　意味することは五行相乗と同じであるが、それを少し詳しく言ったもの。第五十難の【注釈】〔2〕では「従所不勝来者為賊邪、従所勝来者為微邪」のどちらも五行相乗関係にあると言っている。これを分けて言うと、賊邪は「勝たざる所」に乗じられたものであり、微邪は「勝つ所」に侮られたものである。

第七十八難

刺針による補瀉の手法を論ずる

【原文】

七十八難曰：針有補瀉、何謂也。

然：補瀉之法、非必呼吸出内[1]針也。知為針者、信其左[2]；不知為針者、信其右[2]。当刺之時、先以左手厭[3]按所針榮兪之処[1]、弾而努之[4]、爪而下之[5]、其気之来、如動脈之状、順針而刺之。得気因推而内之、是謂補；動而伸之[6]、是謂瀉。不得気、乃与男外女内[7]；不得気、是為[2]十死不治也。

【書き下し】

七十八難に曰く：針に補瀉有りとは、何の謂ぞ也。

然り：補瀉の法は、必ずしも呼吸出内の針に非ざる也。針を為すことを知る者は、其の左を信ず；針を為すことを知らざる者は、其の右を信ず。刺の時に当たりては、先ず左手を以て針する所の榮・兪の処を厭按し、弾いて之れを努れしめ、爪して之れを下す、其の気の来ること、動脈の如きの状なれば、順いて針而て之れに刺す。気を得て因りて推して之れを内る、是れを補と謂う；動じて之れを伸ばす、是れを瀉と謂う。気を得ずんば、乃ち男は外にし女は内にするを与てす；気を得ずんば、是れを十死不治と為す也。

【注釈】

〔1〕 呼吸出内： 刺針して補瀉する方法の一種で、息を吸うときに

—292—

第七十八難

針を入れ、息を吐くときに針を出すのが瀉法、これと反対が補法である。

〔2〕 其の左を信ず；其の右を信ず： 信は信頼する、うまく使うという意味。「其の左を信ず」とは、針を刺す時、その左手を信頼することをいう。左手を用いる方法は、即ち下文でいう「弾いて之れを努れしめ、爪して之れを下す。」ということ。「其の右を信ず」とは、針を持つ右手だけを信頼するということ。

〔3〕 厭： 圧するの意味。

〔4〕 弾いて之れを努（は）れしむ： 弾とは、指で針を刺す穴の皮膚を弾くこと。努は、怒張させるの意味。「弾いて之れを努れしむ」とは、即ち針を入れる穴位上で、軽くその皮膚を弾いて気血を集中させ、脈絡と肌肉を怒張させること。

〔5〕 爪して之れを下す： 左手の爪を立ててやや力をこめて針を入れる穴位を押さえつけることで、位置を固定させるほか、刺針する部分の皮膚感覚を鈍らせ、針を入れるときの痛みを軽減することができる。

〔6〕 動じて之れを伸ばす： 動は針を揺り動かすこと。伸は、伸ばし広げる、即ち気を引いて外に出すという意味。

〔7〕 男は外にし女は内にす： 外内とは、浅刺・深刺の提挿法[3]を指す。『難経本義』に「若し針を停め気を候い、久くして至らざれば、乃ち男子に与（あい）ては則ち其の針を浅くして之れを衛気の分に候い、女子は則ち其の針を深くして之れを栄気の分に候う。」とある。

【口語訳】

　第七十八難の問い： 刺針には補法と瀉法があるが、どのように行うのか。

　答え： 補瀉の針法は、必ずしも呼吸に合わせて針を出入させることが唯一の方法であるわけではない。針法をよく心得ている人は、自分の左手をも併せて信用する。あまり針法を心得ていない人は、自分の右手だけしか信用しない。針を刺す時、先ず左手で刺そうとする榮・兪の部

—293—

第七十八難

位を押さえ、指でかるく皮膚を弾いて脈絡と肌肉を緊張させてから、爪を立てやや力をいれて下に押しつける。経脈の気が来る時は、動脈の拍動のような形状を呈するから、それに従って針を刺し入れる。針下の得気を待って、針を推し進めて深部に入れる、これを補法といい、針体を揺り動かして気を外に引き出すものを、瀉法という。刺針の後に得気がない場合には、男子なら浅く引き上げ、女子なら深く刺し入れる方法を用いる。それでも得気がなければ、これは治療が困難な死証の一種である。

【訳注】

（1）　先以左手厭按所針滎兪之所：　ほぼ同じ表現が第七十一難に見える。両者の違いは第七十一難の「摂」を第七十八難が「厭」に作る点だけである。「厭」と「摂」は韻部が陽入対転の関係にあり、音韻的に近いので両者は音通の可能性が高い。「滎兪」は、本難の原訳では「滎兪」であり、第七十一難の原訳においては訳されていない。

（2）　為：　各本、「謂」に作る。『難経訳釈』『難経校注』は「為」に作る。なお、『難経校注』は凌耀星主編、人民衛生出版社1991年刊。中国の衛生部と国家中医薬管理局の指導の下に刊行されたもので、校勘に最もすぐれる。

（3）　提挿法：　提は引き上げる、挿は刺し入れるの意味。刺針時に穴位で上に提し下に挿する手法。大きい振幅で針を上下する搗針法と、軽くリズミカルに上下する雀啄法がある。

—294—

第七十九難

迎随と母子補瀉法との結合を論ずる

【原文】

七十九難曰：経言迎而奪[1]之、安得無虚。随而済[2]之、安得無実。虚之与実、若得、若失[3]；実之与虚、若有、若無[4]。何謂也。

然：迎而奪之者、瀉其子也；随而済之者、補其母也。仮令心病、瀉手心主兪、是謂迎而奪之者也；補手心主井、是謂随而済之者也。所謂実之与虚者、牢濡之意也。気来実牢者為得、濡虚者為失、故曰若得、若失也。

【書き下し】

七十九難に曰く：経に言う、迎えて之れを奪わば、安んぞ虚無きことを得ん。随いて之れを済わば、安んぞ実無きことを得ん。虚の実とは、得るが若く、失うが若し；実の虚とは、有るが若く、無きが若し、と。何の謂ぞ也。

然り：迎えて之れを奪う者は、其の子を瀉する也；随いて之れを済う者は、其の母を補う也。仮令えば心病は、手の心主の兪を瀉す、是れ迎えて之れを奪うと謂う者也；手の心主の井を補う、是れ随いて之れを済うと謂う者也。所謂実の虚と者は、牢濡の意也。気来ること実牢なる者を得ると為し、濡虚なる者を失うと為す、故に得るが若く、失うが若しと曰う也。

—295—

第七十九難

【注釈】

〔1〕 奪：　無理矢理取る。ここではその有余を瀉すの意味。

〔2〕 済：　援助する・増やす。ここではその不足を補うの意味。

〔3〕 虚の実とは、得るが若く、失うが若し：　虚証は補法を用いた後、患者は正気が充実して、病状が好転し、何かを得たように感じる。実証は瀉法を用いた後、患者は邪気が衰退して、症状が軽減し、何かを失ったように感じる。

〔4〕 実の虚とは、有るが若く、無きが若し：　実証で針を刺す時、医者の指下に堅牢で充実した感じがあれば気が有るとし、下文の所謂「気来ること実牢[1]なる者を得ると為す」のことである。虚証で針を刺す時、医者の指下に軟弱で空虚な感じがあれば気が無いとし、下文の所謂「濡虚なる者を失うと為す」のことである。有と得、無と失は文字の意味が相い通じる。

【口語訳】

第七十九難の問い：　医経に「その経脈の気を迎えてその有余を瀉す方法を用いれば、どうして邪気を実から虚にできないことがあろうか。その経脈の気に随って不足を補う方法を用いれば、どうして正気を虚から実にできないことがあろうか。虚証と実証に刺針する場合、虚に補法を用いると何かを得たように感じ、実に瀉法を用いると何かを失ったように感じる。実証と虚証に刺針する場合、実証は指下に堅牢で充実して気がある感じがし、虚証は指下に軟弱で空虚で気がない感じがする」という。これらはどのように理解したらよいか。

答え：　「迎えて之れを奪う」という瀉法は、つまりその子穴を瀉すことであり、「随いて之れを済う」という補法は、つまりその母穴を補うことである。例えば心臓に疾病が生じた場合、手の心主（即ち手の厥陰心包絡経）の兪穴に針で瀉法を施すが、これが「迎えて之れを奪う」という瀉法であり、手の心主の井穴に針で補法を行うのが、「随いて之れを済

—296—

う」という補法である。「実証と虚証の得失」というのは、針を刺した時に指下に堅牢で充実した感じ或いは軟弱で空虚な感じがするという意味を指し、指下に気が至って堅牢で充実した感じがするのを「得」といい、軟弱で空虚な感じがするのを「失」という。そのため「何かを得たようである」とか、「何かを失ったようだ」とかいうのである。

【訳注】

（１）　実牢：　【注釈】原文は「牢実」に作るが、【原文】に従って改めた。

第八十難

第八十難

候気して針を出し入れすることを論ずる

【原文】

八十難曰：経言有見[1]如[1]入、有見如出者、何謂也。

然：所謂有見如入、有見如出①者、謂左手見気来至、乃内針、針入見気尽、乃出針。是謂有見如入、有見如出也。

【書き下し】

八十難に曰く：経に言う、見るること有りて入れ、見るること有りて出だすと者は、何の謂ぞ也。

然り：所謂見るること有りて入れ、見るること有りて出だす者は、左手に気の来り至ること見れて、乃ち針を内れ、針入りて気の尽くること見れて、乃ち針を出だすを謂う。是れ謂ゆる見るること有りて入れ、見るること有りて出だす也。

【校勘】

①有見如出：　もとは無かった。『難経本義』に「所謂有見如入の下、当に有見如出の四字を欠くべし」と説くものに拠って補う。

【注釈】

〔1〕　見：　現と同じ。現れるの意味。

—298—

第八十難

【口語訳】

　第八十難の問い：　医経に「見るること有りて入れ、見るること有りて出だす」というが、どういう意味か。

　答え：　所謂「見るること有りて入れ、見るること有りて出だす」とは、先ず左手で穴を押さえ、指下に経気の到来がはっきり現れてから、針を入れ、針を入れた後は経気の退散がはっきり現れてから、針を出すことである。これが即ち「見るること有りて入れ、見るること有りて出だす」という意味である。

【訳注】

　（1）　如：　『難経訳釈』に「昔は而と通じて用いられた」という。

第八十一難

虚実証に補瀉を誤用した後の結果を論ずる

【原文】

八十一難曰：経言無実実虚虚、損不足而益有余。是寸口脈耶。将病自有虚実耶。其損益奈何。

然：是病、非謂寸口脈也。謂病自有虚実也。仮令肝実而肺虚、肝者木也、肺者金也、金木当更相平、当知金平木。仮令肺実而肝虚、微少気、用針不補其肝、而反重実其肺、故曰実実虚虚、損不足而益有余。此者中工之所害也。

【書き下し】

八十一難に曰く：経に言う、実を実し虚を虚し、不足を損して有余を益すこと無かれ、と。是れ寸口の脈なり耶。将た病に自ら虚実有り耶。其の損益奈何。

然り：是れ病なり、寸口の脈を謂うに非ざる也。病に自ら虚実有るを謂う也。仮令えば肝実して肺虚す、肝なる者は木也、肺なる者は金也、金木当に更々相い平らぐべし、当に金　木を平らぐることを知るべし。仮令えば肺実して肝虚す、微少の気なるに、針を用いて其の肝を補わず、而るに反って重ねて其の肺を実す、故に実を実し虚を虚し、不足を損して有余を益すと曰う。此くなる者は中工の害する所也。

—300—

第八十一難

【口語訳】

　第八十一難の問い：　医経に「補法で実証を治療したり、瀉法で虚証を治療したりして、その不足を損ないその有余を益すようなことはしてはいけない。」とある。これは寸口脈の虚実を指すものか。それとも疾病自体の虚実を指すものか。それがもたらす不足を損ない有余を益すという誤った状況はいかなるものか。

　答え：　これは疾病を指すのであって、寸口脈を指すのではない。疾病自体にある虚実を指しているのである。例えば肝実肺虚の病ならば、肝は木に属し、肺は金に属し、金と木とは本来互いに制約しあうべきものであるから、肺を補い肝を瀉す方法を用いて、金に木を平定させることを心得ていなければならない。例えば肺実肝虚の病で、肝気が微弱で不足しているのに、刺針によって虚している肝を補わず、かえって盛んな肺を更に補うことがあると、これを誤って実を補い虚を瀉すことにより、不足を損ない有余を益したというのである。これらは並の医者によってもたらされた傷害である。

【解説】

　虚する者は之れを補い、実する者は之れを瀉す。これは虚・実証の治療原則である。本難では肝実肺虚と肺実肝虚の治療を例に挙げ、臨床上では決して「不足を損して有余を益し」てはならないこと、必ず真剣に証候を弁別し、正確に治療を行うべきであること、そうしないと治療原則上の誤りを引き起こしてしまうことを戒めている。

—301—

索　　引

> 漢字の配列は五十音順とし、同音字は筆画順とする。数字は難
> 数を示し、14・15・18・23・49難のアルファベットは分節を示す。

【あ　行】

噫　16

藹藹如車蓋　15ⓑ

按之益大　15ⓑ

按之至骨　5

按之濡　4

按之蕭索　15ⓑ

按之牢若痛　16

　　☞按　厭按、摂按を見よ

已病　77

　　☞已　自已、不已を見よ

易治　54

胃　10, 15ⓒ, 30, 31, 35, 42, 44, 66

胃脘　56

胃気　15ⓑ, 15ⓒ

胃泄　57

胃中　43

恚怒　49ⓐ

意　33, 34, 41, 42

意不楽　59

維絡　28

　　☞維　陰維、陽維を見よ

一陰　4, 70

一気　62

一吸　1, 14ⓓ

一経　25

一呼　1, 14ⓐ, 14ⓓ

一止　11

一至　14ⓐ, 14ⓓ

一兪　62

一周　1, 28

一寸　2

一寸九分　2

一寸而沈　3

一臓　11, 53

一損　14ⓑ

一腑　35. 39

一万三千五百億　1

一脈　10, 16, 22

一陽　4, 70

溢　3

引持　70

咽喉　28

咽門　42

　　☞咽　喉咽を見よ

寅　19

陰　2, 3, 4, 11, 19, 20, 29, 51, 58, 64, 76

陰維　27, 28, 29

— 303 —

陰緩　29

陰気　35, 37, 55, 76

陰器　24

陰急　29

陰虚　6, 58

陰蹻　26, 27, 29

陰蹻脈　28

陰乗　3, 20

陰盛　6, 58

陰絶　12

陰道　33

陰病　67

陰部　20

陰脈　20, 37

陰陽　3, 4, 6, 16, 20, 23ⓑ, 24, 29, 30, 64, 72

陰陽倶盛　37, 58, 59

陰陽倶浮　58

陰絡　26

☞陰　一陰、厥陰、行陰、在陰、三陰、刺陰、重陰、諸陰、諸陰交、諸陰脈、少陰、太陰、脱陰、二陰、微陰、伏陰、補陰を見よ

飲食　14ⓑ, 14ⓒ, 49ⓐ, 49ⓓ, 50, 56

飲食不化　57

飲冷　49ⓐ

右脇　18ⓑ

右脇下　56

会　45

会厭　42, 44

☞会　気会、筋会、血会、骨会、諸陽会、諸陽之会、髄会、臓会、大腸小腸会、八会、腑会、脈会、大会、大要会、復会、要会を見よ

衛　30, 32, 71, 76

衛気　30

☞衛　栄衛、営衛、刺衛、肺衛を見よ

☞兌　上大下兌を見よ

栄　23ⓑ, 30, 32, 71, 76

栄衛　1, 14ⓒ, 30, 32, 46, 72, 76

栄気　30

☞栄　営、刺栄、心栄、不能栄を見よ

営　37

営周　30, 32

☞営　栄、相営、不営、弗営を見よ

益　12, 14ⓒ, 81

益実而滑　15ⓑ

液　34, 40, 49ⓕ

哯　16

涎　34, 49ⓕ

悪寒　49ⓔ

悪聞人声　51

王　7

王者　56

王脈　7, 15ⓐ

☞応　相応、不応を見よ

黄疸　56

嘔吐　57

乙　33, 56, 64

乙角　33

乙之剛　64

乙日　24

乙木　64

温　24, 42, 51, 70

温病　58

☞温　寒温、湿温、内温を見よ

【か　行】

下曲　15ⓐ

下極　28, 44

下口　44

下工　13

下重　16

下焦　31, 35

下部　14ⓔ, 18ⓐ

　☞下　下を見よ

火　15ⓐ, 18ⓐ, 33, 40, 64, 73, 75

加　14ⓓ

可治　14ⓓ

夏　15ⓑ, 56, 70, 74

夏脈　15ⓐ

歌　34, 49ⓔ

歌楽　59

瘕聚　29

裹血　42

　☞踝　外踝、内踝を見よ

臥　46

臥針　70

　☞臥　嗜臥、小臥を見よ

　☞会　㑹を見よ

回腸　42

　☞快　外快、内快を見よ

海　15ⓒ

開目　17

解索　15ⓑ

瘖瘧　56

外　12, 15ⓑ, 18ⓑ, 32, 61

外踝　28

外快　48

外格　3

外関　3

外虚　48

外実　48

外濡　37

外証　16

外痛　48

外腑　38

　☞外　男外、内外、脈外を見よ

咳逆　56

　☞咳　喘咳を見よ

　☞角　乙角を見よ

格　3, 37

　☞格　外格、関格、内格を見よ

鬲　18ⓐ, 31

鬲上　32

鬲俞　45

渇　17

滑　4, 13, 14ⓓ, 46

滑沢　24

　☞滑　益実而滑、緊大而滑、濡滑、小而滑、沈滑而長、沈而滑、沈濡而滑、浮滑而長、浮而滑、浮之而滑を見よ

甘　34, 49ⓓ

汗　34, 49ⓕ

汗出　49ⓕ, 58

汗注　58

　☞汗　絶汗、不得汗、無汗を見よ

肝　4, 10, 11, 14ⓒ, 15ⓐ, 16, 24, 33, 34, 35, 40, 41, 42, 49ⓐ, 49ⓑ, 49ⓒ, 49ⓓ, 49ⓔ, 49ⓕ, 53, 56, 66, 74, 75, 77, 81

肝気　37

肝邪　10

肝病　56

肝部　5

肝脈　16, 17, 24

　☞肝　腎肝、腎肝気を見よ

　☞貫　交貫、相貫を見よ

寒　9, 51, 70

寒温　14ⓒ

寒熱　16, 29, 56, 68

　☞寒　悪寒、肌寒熱、形寒、骨寒熱、傷寒、
　足脛寒、耐寒、皮寒熱、風寒を見よ

間臓　53, 54

関　2, 3, 37

関下　19

関格　37

関元　28

関之後　3

関之前　3

関上　19

　☞関　外関、寸関尺、内関を見よ

緩　13, 14ⓒ, 48

緩甚　10

　☞緩　陰緩、筋緩、大而緩、中緩而大、陽緩、
　微緩、浮大而緩を見よ

環之無端　30

環周　28

環無端　23ⓑ, 37, 53

環流　28

鹹　34, 49ⓓ

己　56

己日　24

気　7, 8, 14ⓒ, 18ⓑ, 22, 23ⓑ, 24, 30, 31,
　32, 33, 37, 39, 55, 66, 72, 76, 78

気会　45

気街　31

気逆　49ⓐ

気穴　45

気散　71

気尽　80

気少　73

気衝　28

気道　46

気来　15ⓑ, 79

気来至　80

　☞気　胃気、一気、陰気、衛気、栄気、営気、
　肝気、逆気、血気、元気、原気、五臓気、行
　気、三気、邪気、取気、諸気、少気、心気、心
　肺気、神気、人気、腎肝気、腎気、生気、積
　気、短気、調気、動気、得気、二十七気、肺
　気、肥気、痞気、脾気、微少気、無気、陽気
　を見よ

肌寒熱　58

肌痛　58

肌肉　5, 14ⓑ, 24, 46, 73

肌膚　14ⓑ, 56

奇経　27, 28, 29

季夏　56, 74

季脇　28, 45

癸　56

癸日　24

紀　23ⓑ, 37

蚑行喘息　63

鬼　20

貴倨　59

吉凶　1, 24

逆　16, 49ⓕ, 57

逆気　16, 29, 68

逆順　4, 19, 72

　☞逆　咳逆、気逆、厥逆、喘逆を見よ

　☞癮　癮瘰を見よ

九候　16, 18ⓐ

九分　2

九分而浮　3

久坐湿地　49ⓐ

丘墟　66

306

吸 4, 11

吸門 44

　☞吸 一吸、呼吸、再吸を見よ

泣 34, 49ⓕ, 74

急 13, 48

急而勁益強 15ⓑ

急甚 10

　☞急 陰急、筋縮急、強急而長、弦而急、小

而急、小腹急痛、微急、陽急、裏急を見よ

窮処 55

衄衊血 17

居処 52

挙指来疾 5

挙指来実 4

虚 48, 69, 75, 79, 81

虚虚 12, 81

虚実 6, 48, 61, 81

虚邪 50

虚少 14ⓑ

虚微 15ⓑ

　☞虚 陰虚、外虚、軽虚以浮、三虚、濡虚、

内虚、不虚、陽虚を見よ

魚 3

魚際 2

狂 20

狂疾 59

強急而長 17

強力 49ⓐ

　☞強 急而頸益強、実強、脊強を見よ

胸 18ⓐ, 23ⓐ

胸中 23ⓐ, 28, 47

胸満 14ⓓ

脇下満痛 49ⓑ

　☞脇 季脇、左脇下、右脇、右脇下を見よ

恐欠 16

竟而復始 53

僵仆 59

蹻脈 23ⓐ

　☞蹻 陰蹻、陽蹻を見よ

　☞曲 下曲、十六曲、前曲後居、微曲を見よ

　☞極 下極、中極を見よ

玉堂 31

金 15ⓐ, 18ⓐ, 19, 33, 40, 64, 75, 81

　☞金 庚金、純金を見よ

筋 5, 14ⓑ, 24

筋会 45

筋下 18ⓑ

筋緩 14ⓑ

筋縮 24

筋縮急 24

　☞筋 転筋を見よ

緊細而長 7

緊実而数 17

緊濇 58

緊大而滑 17

緊大而長 7

　☞緊 沈短而緊を見よ

呴 22

苦 34. 49ⓓ

苦味 49ⓓ

倶動 4

下之 58

下針 70

　☞下 下、上而不下、不上不下、或上或下を

見よ

形 23ⓑ, 25, 38

形寒 49ⓐ

形病 21

京骨　66

茎中痛　57

経　4, 26, 27, 28, 38, 58, 64, 68, 69, 74

経云　23ⓑ

経日　75

経言　7, 11, 12, 13, 15ⓐ, 17, 19, 20, 21, 22, 30, 35, 37, 39, 40, 45, 46, 49ⓐ, 53, 61, 65, 66, 68, 69, 71, 72, 73, 74, 75, 77, 79, 80, 81

経脈　23ⓐ, 23ⓑ, 72

経絡　32

経歴　66

☞経　一経、陰経、奇経、四経、十二経、十二経脈、諸経、正経、陽経、離経を見よ

軽虚以浮　15ⓐ

軽重　5, 16

榮　64, 68, 73, 74

榮合　63

榮俞　71, 78

☞榮　井榮を見よ

頸　47

鶏羽　15ⓑ

鶏挙足　15ⓑ

迎　79

迎随　72

☞欠　恐欠を見よ

☞穴　気穴を見よ

血　22, 24, 32, 37

血会　45

血気　14ⓓ, 23ⓑ, 46

血脈　5, 14ⓑ

☞血　裏血、衄血、吐血、膿血を見よ

厥　29

厥陰　7, 18ⓐ, 23ⓑ, 24

厥逆　17

厥心痛　60

厥痛　60

厥頭痛　60

結　18ⓑ, 29

結伏　18ⓑ

☞結　浮結、留結を見よ

潔　16

見人　17, 51

蜎飛蠕動　63

元気　14ⓔ

言　34, 48, 49ⓔ

弦　15ⓐ, 15ⓑ

弦而急　13

弦多　15ⓑ

☞弦　旦弦、浮大而弦、微弦を見よ

原　8, 23ⓑ, 62, 66

原気　36, 38, 66

戸門　44

呼　4, 11, 34, 49ⓔ, 74

呼吸　1, 4, 8, 14ⓓ, 78

☞呼　一呼、再呼、三呼、四呼を見よ

枯　8

枯槁　14ⓔ

☞枯　骨枯、歯長而枯、皮枯を見よ

瘤疾　18ⓑ

五音　37, 61

五行　18ⓐ

五至　14ⓐ, 14ⓓ

五色　13, 61

五邪　10, 49ⓐ, 49ⓕ

五十　30

五十度　1

五十動　11

索 引

五積 56
五泄 57
五臓 1, 8, 10, 13, 14ⓑ, 25, 30, 32, 34, 35,
　　37, 39, 42, 55, 56, 63, 66, 67, 68, 74
五臓気 60
五臓兪 66
五臓脈 12
五損 14ⓑ
五腑 39
五味 37, 61
後 50
後重 57
後病 22
口 37, 42
口乾 16
口唇 24
工 61
巧 61
広腸 42
甲 33, 56, 63
甲子 7
甲日 24
交貫 28
　☞交　諸陰交を見よ
行 23ⓑ, 30, 37, 46, 58, 62, 66, 68
行陰 1, 67
行気 24
行尸 14ⓓ
行陽 1, 67
　☞行　通行、不行、伏行、脈行、流行を見よ
肛門 42
庚 33, 56, 64
庚金 64
庚之柔 33, 64

庚日 24
高賢 59
恒 19
恒弱 19
恒盛 19
洪大 14ⓓ, 17
洪大而長 7
香 34
香臭 37, 40, 49ⓒ
候 24, 40
　☞候　九候を見よ
黄 13, 16, 34, 49ⓑ, 57
黄腸 35
喉咽 28
喉嚨 42
　☞喉　咽喉を見よ
鈎 15ⓐ
鈎多 15ⓑ
合 24, 64, 65, 68, 74
合谷 66
　☞合　陰合、榮合、陽合を見よ
剛柔 10, 64
　☞剛　乙之剛を見よ
毫毛 15ⓐ
哭 16, 34, 49ⓔ
黒 13, 16, 24, 34, 49ⓑ
黒腸 35
黒白 37
穀 30, 42
穀味 37
　☞穀　受穀、水穀、盛穀、留穀を見よ
骨 14ⓑ, 24
骨痿 14ⓑ, 56
骨会 45

— 309 —

骨寒熱　58

骨枯　24

骨髄　24

骨肉　24

　☞骨　按之至骨、絶骨を見よ

困　14ⓓ, 14ⓔ

根　8, 14ⓔ

根本　8, 14ⓔ, 52, 55, 66

跟中　28

魂　34, 42

【さ　行】

左　19

左脇下　56

左手　71, 78, 80

左右　18ⓑ

再吸　14ⓓ

再呼　14ⓐ, 14ⓓ

再至　14ⓐ, 14ⓓ

　☞細　緊細而長、沈細、沈細而微、沈細而濇
　を見よ

在陰　67

在陽　67

乍大乍小　7

乍短乍長　7

数　9, 13

　☞数　緊実而数、来而益数を見よ

三陰　4, 7, 23ⓐ, 23ⓑ, 24

三気　66

三虚　48

三呼　14ⓐ

三至　14ⓐ, 14ⓓ

三実　48

三焦　8, 25, 31, 38, 39, 45, 62, 66

三寸　1

三損　14ⓑ

三部　16, 18ⓐ, 59

三陽　4, 7, 23ⓐ, 23ⓑ, 24, 60

三葉　42

三絡　26

散膏　42

　☞散　沈之散濇、浮而大散、浮大而散を見よ

酸　34, 49ⓓ, 74

子　53, 54, 69, 73, 75, 79

子母　18ⓐ

　☞子　甲子、母子を見よ

止　52, 66

　☞止　一止、時一止、不可止、留止を見よ

四経　18ⓐ

四呼　14ⓐ

四至　14ⓐ, 14ⓓ

四肢　19

四肢不収　16, 49ⓓ, 56

四肢満　16

四時　15ⓐ, 15ⓒ, 16, 74

四損　14ⓑ

四葉　42

死　3, 12, 13, 14ⓐ, 14ⓑ, 14ⓔ, 15ⓑ, 17,
　21, 23ⓑ, 24, 37, 43, 53, 58

死生　1, 15ⓒ, 17, 23ⓑ

死病　18ⓑ

死脈　14ⓓ

　☞死　十死、夕死、先死、旦死、昼死、当死、
　不死、平而死、夜死を見よ

至　7, 14ⓐ

至脈　14ⓐ, 14ⓑ

　☞至　五至、再至、三至、四至、損至、六至
　を見よ

索　引

志　24, 34, 42

　☞志　失志を見よ

　☞使　朝使、別使を見よ

刺　73, 74, 78

刺陰　71

刺衛　71

刺栄　71

刺深　70

刺浅　70

始　23ⓑ, 63

始生　15ⓐ, 41, 63, 65

始発　55, 59

　☞始　竟而復始、終始、終而復始を見よ

思　16

思慮　49ⓐ

歯　42, 44

歯長而枯　24

歯本槀痛　58

嗜臥　16, 49ⓓ

自已　13

自生病　69

自病　49ⓐ, 50

自愈　17

耳　37, 40

持脈　5

　☞持　引持、主持、収持を見よ

時一止　18ⓑ

時一沈　4

時一浮　4

色　13, 34, 40, 49ⓑ, 57, 74

色沢　24

　☞色　五色、面色を見よ

　☞衄　衄衄血を見よ

七竅　37

七孔三毛　42

七衝門　44

七神　34

七疝　29

七伝　53, 54

七葉　42

失志　24, 29

疾　18ⓐ

　☞疾　挙指来疾、狂疾、痼疾、癲疾、来疾来
　遅を見よ

湿温　58

　☞湿　久坐湿地、中湿を見よ

実　12, 48, 69, 75, 77, 79, 81

実強　15ⓑ

実実　12, 81

実邪　50

実牢　79

　☞実　益実而滑、外実、挙指来実、虚実、緊
　実而数、三実、沈之実大、内実、浮之実大、不
　実を見よ

瀉　69, 73, 75, 76, 78, 79

邪　10, 22, 37, 56, 69, 74, 77

邪気　28

　☞邪　肝邪、虚邪、五邪、実邪、守邪之神、
　心邪、腎邪、正邪、賊邪、肺邪、脾邪、微邪
　を見よ

尺　2, 3, 13, 14ⓔ

尺寸　2

尺内　2, 13

尺脈　19

　☞尺　寸関尺を見よ

　☞弱　恒弱、濡而弱、濡弱而長を見よ

雀之喙　15ⓑ

雀之啄　15ⓒ

— 311 —

手　1, 18ⓐ, 23ⓐ, 23ⓑ, 24, 25, 38, 60, 79
手足　17, 23ⓐ, 24, 60
　☞手　左手、右手脈を見よ
主持　38
守邪之神　8
取　1, 66, 69, 72
取気　76
　☞取　深取、浅取を見よ
俞　28, 64, 66, 67, 68, 74, 79
　☞俞　一俞、陰俞、榮俞、鬲俞、五臓俞、陽俞を見よ
腫熱　28
受穀　42
受盛　35
濡　22, 48
濡於骨髓　24
濡滑　15ⓑ
濡虚　79
濡而却　24
濡而弱　58
濡弱而長　15ⓐ
　☞濡　按之濡、外濡、沈濡而滑、沈濡而大、肉濡而却、牢濡を見よ
収持　14ⓑ, 29
周　1
　☞周　一周、営周、環周を見よ
秋　56, 70, 74
秋毫　74
秋脈　15ⓐ, 15ⓑ
臭　13, 34, 40, 49ⓒ
　☞臭　香臭、焦臭、腥臭、臊臭、腐臭を見よ
終　15ⓐ, 23ⓑ
終始　1, 2, 23ⓑ, 31, 55
終而復始　37

聚　55
　☞聚　癥聚、積聚を見よ
十死　78
十二経　1, 8, 25, 27, 28, 66
十二経脈　8
十変　10, 34, 63, 64
十六曲　42
　☞柔　庚之柔、剛柔、丙之柔を見よ
重陰　20
重陽　20
　☞重　下重、後重、体重を見よ
濇　4, 13, 14ⓓ, 46
濇甚　10
　☞濇　緊濇、長而沈濇、沈之散濇、沈濇而短、沈濇而微、微細而濇、微濇、浮而濇、浮而短濇、浮濇而短、浮大而濇、浮短而濇を見よ
菽　5
出　31, 48, 65, 68, 80
出針　80
出内　78
春　15ⓑ, 41, 56, 63, 65, 70, 74
春脈　15ⓐ, 15ⓑ
純金　33
純木　33
順針　78
　☞順　逆順を見よ
潤沢　24
　☞処　窮処、居処、常処、閉処を見よ
所生病　22
　☞暑　傷暑を見よ
諸陰　9
諸陰交　28
諸陰脈　47

― 312 ―

諸気　38

諸経　27, 28, 58

諸腑　35

諸陽　9, 62

諸陽会　28

諸陽之会　47

諸陽脈　47

女子　19, 29, 36, 39

女内　78

女脈　19

小而滑　13

小而急　58

小腸　10, 35, 42, 66

小腸泄　57

小腹急痛　16

小腹痛　49ⓕ

　☞小　乍大乍小、前小後大、前大後小、大
　小、沈之損小、浮之損小、不大不小を見よ

少陰　7, 18ⓐ, 23ⓑ, 24, 25, 66

少臥　59

少気　56

少壮　46

少腹　56

少腹痛　57

少陽　7, 18ⓐ, 23ⓑ, 38

　☞少　虚少を見よ

消痩　14ⓑ

笑　16, 59

　☞商　辛商を見よ

勝　50, 53, 54, 75

　☞勝　相勝、不勝を見よ

掌中熱　16

焦　24, 34, 58

焦臭　49ⓒ

　☞証　外証、内証を見よ

傷寒　49ⓐ, 49ⓔ, 50, 58

傷暑　49ⓐ, 49ⓒ, 50

傷熱　14ⓓ

衝　27, 29

衝脈　28

衝陽　66

　☞衝　七衝門を見よ

上口　31

上工　13, 77

上而不下　49ⓐ

上焦　31

上大下兌　15ⓑ

上部　14ⓔ, 18ⓐ

　☞上　不上不下、或上或下を見よ

　☞乗　陰乗、相乗、陽乗を見よ

常　19, 46

常処　55

常数　18ⓑ

　☞常　無常を見よ

　☞色　色を見よ

食已窘迫　57

食飲　43

食不消　16

　☞瀋　瀋を見よ

心　4, 10, 14ⓒ, 15ⓐ, 16, 32, 34, 35, 40,
　42, 49ⓐ, 49ⓑ, 49ⓒ, 49ⓓ, 49ⓔ, 49ⓕ,
　53, 56, 60, 66, 74

心栄　35

心下　31, 56

心下満　68

心下牢　17

心気　37

心邪　10, 49ⓑ

— 313 —

心主　18ⓐ, 23ⓐ, 25, 79

心痛　16, 29, 49ⓒ

心・肺　32

心肺　12, 70

心肺気　12

心病　49ⓑ, 49ⓒ, 50, 53, 79

心部　5

心脈　10, 16

　☞心　厥心痛、真心痛、頭心、煩心を見よ

申　19, 40

身　17

身熱　49ⓑ, 49ⓒ, 49ⓓ, 49ⓔ, 49ⓕ, 68

辛　33, 34, 49ⓓ, 56

辛日　24

辛商　33

呻　34, 49ⓔ

津液　24, 35, 43

神　34, 42, 61

神気　34

神精　36

　☞神　七神、守邪之神、精神を見よ

唇　42, 44

唇舌槁　58

唇反　24

真心痛　60

真臓　3

真痛　60

真頭痛　60

診　48

診病　17, 18ⓑ

針　74, 78

針陽　71

　☞針　下針、出針、順針、内針、用針を見よ

深取　70

　☞深　刺深を見よ

新張弓弦　15ⓑ

人　18ⓐ

人気　70

人迎　23ⓑ

人中満　24

　☞人　悪聞人声、見人、平人、老人を見よ

壬　56

壬日　24

尽　37, 43

　☞尽　気尽、先尽を見よ

甚　14ⓓ, 18ⓑ, 49ⓔ

　☞甚　緩甚、急甚、濇甚、大甚、沈甚、痛甚を見よ

腎　4, 10, 11, 14ⓒ, 15ⓐ, 16, 34, 35, 36, 40, 42, 49ⓐ, 49ⓑ, 49ⓒ, 49ⓓ, 49ⓔ, 49ⓕ, 53, 56, 66, 74

腎肝　12, 70

腎肝気　12

腎間　8, 66

腎気　11, 37

腎邪　10, 49ⓕ

腎病　56

腎部　5

腎脈　16

水　15ⓐ, 18ⓐ, 33, 40, 42, 64, 75

水穀　15ⓒ, 31, 35, 42, 43

水之下漏　15ⓒ

推而内之　78

推内　70

随　79

　☞随　迎随、相随を見よ

随会　45

寸　2

寸・関・尺　18ⓐ

寸口　1, 4, 13, 23ⓑ, 61

寸口脈　8, 81

寸内　2

　☞寸　一寸、一寸九分、一寸而沈、三寸を見よ

是動　22

井　63, 64, 65, 68, 73, 74, 79

井榮　62

正経　49ⓐ, 69

正邪　50

生　21, 53

生気　8

生命　66

生養　18ⓐ

　☞生　死生、始生、所生病、相生を見よ

西方　15ⓐ, 40, 75

声　13, 34, 40, 49ⓔ

青　13, 16, 33, 34, 49ⓑ, 60, 74

青腸　35

斉　16, 18ⓐ, 42

斉下　16, 66

斉左　16

斉上　16, 56

斉右　16

盛　37, 46

盛穀　42

　☞盛　陰盛、陰陽俱盛、恒盛、受盛、太盛、陽盛、隆盛を見よ

圊　43, 57

清　30

清浄　35

清濁　31

腥　34

腥臭　49ⓒ

聖　61

精　14ⓒ, 34, 36, 39, 46

精汁　42

精神　39

　☞精　神精、脱精を見よ

臍　28

臍下　31

臍傍　31

夕死　24, 60

石　15ⓐ, 15ⓑ

石多　15ⓑ

赤　13, 16, 34, 49ⓑ

赤色　49ⓑ

赤腸　35

脊強　29

脊裏　28

積　18ⓑ, 55, 56

積気　18ⓑ

積聚　18ⓑ, 55

　☞積　五積を見よ

切痛　57

切脈　17, 18ⓑ, 61

泄　16, 17, 24, 57, 68

泄注　57

　☞泄　胃泄、五泄、小腸泄、大瘕泄、大腸泄、脾泄を見よ

摂按　71

節痛　16, 68

　☞節　皮節を見よ

舌　24, 37, 42

舌本　24

絶　8, 12, 23ⓑ, 24

絶汗　24

絶骨　45

　☞絶　陰絶、気絶、命絶、陽絶を見よ

先死　24

先尽　11

先病　22

　☞疝　七疝を見よ

浅取　70

浅薄　73

　☞浅　刺浅を見よ

譫言妄語　17, 49ⓔ

前　50

前曲後居　15ⓑ

前小後大　14ⓓ

前大後小　14ⓓ

喘咳　49ⓔ, 56, 68

喘欬　16

喘逆　56

相営　37

相応　13

相貫　30

相勝　13

相乗　3, 20

相随　27, 30, 32

相生　13

相伝　53, 77

相得　5

相伏　20

相平　75, 81

相離　24

溲而勉　57

溲便難　16

腠理　24, 37

臊　34

臊臭　49ⓒ, 74

臓　9, 20, 34, 36, 38, 39, 51, 62

臓会　45

臓病　52, 54

臓腑　9, 37, 51, 61

　☞臓　一臓、間臓、五臓、五臓気、五臓脈、真臓、両臓、六臓を見よ

足　18ⓐ, 23ⓐ, 23ⓑ, 24, 28

足脛寒　16, 49ⓕ

　☞足　頭足、不足を見よ

息数　21

息賁　56

　☞息　不息、不得息を見よ

賊邪　50

存亡　17

洒淅　16, 56

洒洒　49ⓔ

尊号　66

損　12, 14ⓐ, 14ⓒ, 14ⓓ, 81

損益　81

損至　14ⓐ

損脈　14ⓐ, 14ⓑ

　☞損　一損、五損、三損、四損、治損、沈之損小、二損、浮之損小を見よ

【た　行】

兌骨　66

唾　34, 49ⓕ

太陰　1, 7, 18ⓐ, 23ⓑ, 24, 41

太淵　45, 66

太過　3, 15ⓑ, 19

太谿　66

太衝　66

太盛　37

太倉　44, 45

太白　66

太陽　7, 18ⓐ, 23ⓑ, 41

体重　16, 49ⓓ, 68

怠墮　16

耐寒　47

帯　29

帯鈎　15ⓑ

帯之脈　27

帯脈　28

大会　1, 30

大瘕泄　57

大而緩　13

大杼　45

大小　14ⓓ

大甚　10

大腸　10, 35, 42, 66

大腸小腸会　44

大腸泄　57

大腹　17

大便　57

大要会　2

大陵　66

　☞大　按之益大、緊大而滑、緊大而長、洪大、洪大而長、乍大乍小、上大下兌、前小後大、前大後小、中緩而大、沈之実大、沈儒而大、微大、不大不小、浮之実大、浮而大散、浮大、浮大而緩、浮大而弦、浮大而散、浮大而濇、浮大而短、浮大而牢を見よ

啄啄連続　15ⓑ

濁　30

脱陰　20

脱陽　20

奪精　14ⓐ

旦死　24, 60

但弦　15ⓑ

但鈎　15ⓑ

但石　15ⓑ

但毛　15ⓑ

胆　10, 35, 42, 66

短　4

短気　14ⓓ

短葉　42

　☞短　乍短乍長、沈濇而短、沈短而緊、浮而短濇、浮濇而短、浮大而短、浮大而牢、浮短而濇を見よ

男外　78

男子　19, 29, 36, 39

男女　19

男脈　19

弾石　15ⓑ

膻中　31

地　18ⓐ

治　2, 14ⓒ, 31, 35, 77

　☞治　易治、可治、難治、不治を見よ

智　34

遅　9

　☞遅　来疾来遅を見よ

中　4, 14ⓒ

中脘　31

中緩而大　13

中宮　18ⓐ

中極　28

中工　13, 77, 81

中湿　49ⓐ, 49ⓕ, 50

中州　4, 15ⓒ

中焦　23ⓑ, 31

中部　18ⓐ

中風　49ⓐ, 49ⓑ, 50, 58

☞中　脈中、浮中沈を見よ

注　23ⓑ, 68

☞注　汗注、泄注を見よ

昼死　14ⓓ

長　4

長竿　15ⓑ

長而沈濇　4

長短　23ⓐ, 42

☞長　強急而長、緊細而長、緊大而長、洪大
而長、乍短乍長、歯長而枯、濡弱而長、沈滑
而長、浮滑而長、牢而長を見よ

朝　23ⓑ

朝使　23ⓑ

☞脹　腹脹満を見よ

腸胃　42

腸鳴　57

☞腸　回腸、広腸、黄腸、黒腸、小腸、青腸、
赤腸、大腸、白腸を見よ

調　14ⓒ

調気　72

直視　59

沈　4

沈滑而長　4

沈細　14ⓓ, 17

沈細而微　17

沈之　70

沈之散濇　58

沈之実大　6

沈之損小　6

沈而滑　4

沈而伏　55

沈濡而滑　13, 15ⓐ

沈濡而大　49ⓕ

沈濇而短　4, 20

沈濇而微　17

沈甚　10

沈滞　18ⓑ

沈短而緊　7

沈伏　18ⓑ

☞沈　一寸而沈、時一沈、長而沈濇、微沈、
浮中沈を見よ

通行　35, 66, 76

痛　48, 55

痛甚　60

☞痛　按之牢若痛、外痛、肌痛、脇下満痛、
茎中痛、厥心痛、厥痛、厥頭痛、歯本薬痛、小
腹急痛、少腹痛、心痛、真心痛、真痛、真頭
痛、切痛、節痛、頭痛、内痛、腹中痛を見よ

丁　56

丁日　24

定息　1

涕　34, 49ⓕ

嚔　16

天　18ⓐ

転筋　16

癲　20

癲疾　59

伝　35, 53, 54, 56, 77

伝瀉行道　35

伝導　31

☞伝　七伝、相伝を見よ

吐　14ⓔ

吐血　17

☞吐　嘔吐を見よ

土　18ⓐ, 64, 75

度数　23ⓐ

怒　16

☞怒　恚怒を見よ

冬　56, 65, 70, 74

冬至　7

冬脈　15ⓐ, 15ⓑ, 24

当死　14ⓓ

東方　15ⓐ, 41, 63, 65, 75

頭　18ⓐ, 23ⓐ, 47

頭心　60

頭足　56

頭痛　14ⓓ

　☞頭　厥頭痛、真頭痛を見よ

動　3, 58

動気　8, 16, 66

動而伸之　78

動脈　1, 78

　☞動　俱動、五十動、是動、浮而動、脈動を
　見よ

得　13

得気　70, 78

　☞得　不得を見よ

督　27, 29

督脈　23ⓐ, 28

篤　24

【な　行】

内　8, 12, 15ⓑ, 18ⓑ, 19, 29, 31, 45, 61

内温　37

内踝　28

内快　48

内外　12, 72

内格　3

内関　3

内虚　48

内実　48

内証　16

内針　70, 71, 80

内痛　48

　☞内　尺内、出内、女内、推内、推而内之、
　寸内、両乳内を見よ

南方　15ⓐ, 40, 75

難治　14ⓓ, 54

二陰　4

二十五度　1

二十七気　27

二損　14ⓑ

二病　22

二陽　4

肉　24

肉上　18ⓑ

　☞肉　肌肉、骨肉を見よ

入　48, 65, 68, 80

入水　49ⓐ

　☞乳　両乳間、両乳内を見よ

溺　42

任　27, 29

任脈　23ⓐ, 28

熱　9, 17

熱病　45, 58

　☞熱　寒熱、肌寒熱、骨寒熱、腫熱、掌中熱、
　傷熱、身熱、皮寒熱を見よ

脳　28, 60

膿血　57

【は　行】

肺　4, 14ⓒ, 15ⓐ, 16, 24, 32, 33, 34, 35,
　40, 42, 49ⓐ, 49ⓑ, 49ⓒ, 49ⓓ, 49ⓔ, 49
　ⓕ, 53, 56, 66, 74, 75, 81

肺衛　35

肺気　37

肺邪　10, 49ⓔ

肺病　56

肺部　5

肺脈　16, 17, 18ⓑ

肺壅　56

　☞肺　心肺、心肺気を見よ

白　13, 16, 33, 34, 49ⓑ, 57

白腸　35

魄　34, 42

魄門　44

八会　45

八脈　27, 28, 29

八葉　42

髪　24

反　12, 13, 14ⓑ, 15ⓑ, 17, 19, 20, 40, 81

煩　49ⓒ

煩心　16, 56

煩満　14ⓓ

万物　15ⓐ, 41, 63, 65

皮　58

皮寒熱　58

皮枯　24

皮聚　14ⓑ

皮節　24

皮膚　13

皮毛　5, 14ⓑ, 24

肥気　56

飛門　44

悲愁不楽　16

痞気　56

脾　4, 14ⓒ, 15ⓒ, 16, 34, 35, 40, 42, 49ⓐ, 49ⓑ, 49ⓒ, 49ⓓ, 49ⓔ, 49ⓕ, 53, 56, 66, 74, 77

脾気　37, 77

脾之大絡　26

脾邪　10, 49ⓓ

脾泄　57

脾部　5

脾脈　16

臂　56

痺　46

微陰　33

微緩　10

微急　10

微曲　15ⓑ

微弦　15ⓑ

微鈎　15ⓑ

微細而濇　17

微邪　50

微濇　10

微少気　81

微石　15ⓑ

微大　10

微沈　10

微毛　15ⓑ

微陽　33

　☞微　虚微、沈細而微、沈濇而微を見よ

鼻　37, 40

鼻薬　58

百病　23ⓑ

表裏　18ⓑ, 25, 72

病　4, 9, 13, 14ⓑ, 14ⓓ, 15ⓑ, 16, 17, 18ⓑ, 19, 29, 48, 49ⓑ, 49ⓒ, 49ⓓ, 49ⓔ, 49ⓕ, 50, 51, 52, 58, 60, 61, 66, 68, 74, 77, 81

病脈　7, 15ⓐ

　☞病　已病、陰病、温病、形病、後病、死病、自生病、自病、所生病、心病、診病、先病、臓

病、二病、熱病、百病、不病、腑病、変病、未
病、脈病、陽病を見よ

不已 17, 56

不移 52

不営 24, 37

不応 13, 18ⓑ

不可止 49ⓕ

不飢 59

不及 3, 15ⓑ

不虚 69

不言 48

不行 22

不死 14ⓔ

不実 69

不勝 50

不上不下 15ⓑ, 31

不足 12, 14ⓓ, 19, 76, 81

不息 30

不大不小 14ⓓ

不治 17, 78

不得汗 58

不得息 37

不能栄 14ⓑ

不能便 57

不病 3

不愈 56

不離 52, 55

府 31

浮 4, 18ⓑ

浮滑而長 4, 20

浮結 18ⓑ

浮之 70

浮之而滑 58

浮之実大 6

浮之損小 6

浮而滑 58

浮而濇 4

浮而大散 4

浮而短濇 4

浮而動 55

浮濇而短 13

浮大 14ⓓ

浮大而緩 49ⓓ

浮大而弦 49ⓑ

浮大而散 13, 49ⓒ

浮大而濇 49ⓔ

浮大而短 7

浮大而牢 17

浮短而濇 17

浮・中・沈 18ⓐ

 ☞浮　陰陽俱浮、九分而浮、軽虚以浮、時一
浮を見よ

腑　9, 35, 38, 39, 51, 62

腑会 45

腑臓 52

腑病 52, 54

 ☞腑　一腑、外腑、五腑、諸腑、臓腑、六腑
を見よ

腐 34

腐臭 49ⓒ

腐熟 31

 ☞膚　肌膚、皮膚を見よ

部 18ⓐ

風寒 60

風吹毛 15ⓑ

風池 28

風府 28

 ☞風　中風を見よ

伏　18ⓑ

伏陰　20

伏行　24

伏匿　20

伏陽　20

伏梁　56

伏留　60

　　☞伏　結伏、相伏、沈而伏、沈伏を見よ

復会　1

腹中痛　14ⓓ

腹脹満　16, 57

腹満　29

腹裏　28

　　☞腹　小腹痛、少腹、大腹を見よ

覆　3

覆溢　3, 37

覆大如杯　56

覆大如盤　56

覆杯　56

弗営　24

賁門　44

　　☞分　一寸九分、九分、九分而浮を見よ

聞　61

丙　56

丙之柔　33

丙日　24

平　5, 14ⓐ, 14ⓓ, 15ⓑ, 75, 81

平而死　8

平人　43

平脈　7

平和　15ⓒ

　　☞平　相平を見よ

閉戸独処　51

閉目　17

閉淋　16

別　38

別使　66

別絡　23ⓑ

変　15ⓑ, 58

変病　15ⓒ

　　☞変　十変を見よ

砭　28

　　☞便　溲而便、溲便難、大便、不能便を見よ

辨智　59

補　12, 69, 73, 75, 76, 78, 79, 81

補陰　12

補瀉　76, 78

補陽　12

戊　56

戊日　24

母　69, 75, 79

母子　53

　　☞母　子母を見よ

募　67

胞　36, 39

望　61

膀胱　10, 31, 35, 42, 66

北方　15ⓐ, 40, 65, 75

本　8, 15ⓑ, 15ⓒ, 24

　　☞本　根本、舌本を見よ

賁豚　56

【ま　行】

　　☞満　胸満、脇下満痛、四肢満、心下満、人
　　中満、煩満、腹張満、腹満を見よ

巳　40

未病　77

味　13, 16, 34, 40, 49ⓓ

　　☞味　苦味、五味、穀味を見よ

脈　1, 2, 3, 4, 5, 6, 11, 13, 14ⓐ, 14ⓓ, 14ⓔ, 16, 18ⓐ, 18ⓑ, 19, 20, 22, 23ⓐ, 23ⓑ, 24, 27, 48, 49ⓑ, 49ⓒ, 49ⓓ, 49ⓔ, 49ⓕ, 58, 59, 60

脈会　45

脈外　30

脈行　1, 18ⓑ

脈数　21

脈中　30

脈動　1

脈病　21

脈来　4, 14ⓓ, 15ⓑ

脈来去　18ⓑ

　☞脈　一脈、陰蹻脈、陰脈、王脈、夏脈、肝脈、蹻脈、経脈、血脈、五臓脈、死脈、至脈、持脈、尺脈、秋脈、十二経脈、春脈、諸陰脈、諸陽脈、女脈、衝脈、心脈、腎脈、寸口脈、切脈、損脈、帯脈、男脈、冬脈、動脈、督脈、任脈、肺脈、八脈、脾脈、病脈、平脈、別脈、無脈、右手脈、陽蹻脈、陽脈、絡脈、六脈を見よ

無汗　58

無気　11

無魂　14ⓓ

無時　56

無常　52

無脈　14ⓔ

霧露　14ⓓ

名　25, 38

命　37

命絶　14ⓐ

命門　36, 39

面　13, 16, 47

面色　24

毛　15ⓐ, 15ⓑ, 24

毛際　28

毛析　24

毛多　15ⓑ

毛髪　58

毛落　14ⓑ

　☞毛　毫毛、七孔三毛、皮毛を見よ

妄行　59

木　15ⓐ, 18ⓐ, 19, 33, 41, 64, 73, 75, 81

　☞木　乙木、純木を見よ

目　23ⓐ, 37

目眩　14ⓓ

目眩転　24

目瞑　24

目盲　20

　☞目　開目、閉目を見よ

門　8

　☞門　咽門、吸門、戸門、肛門、七衝門、魄門、飛門、賁門、命門、幽門、闌門を見よ

問　61

【や　行】

夜死　14ⓓ

　☞俞　俞(シュ)を見よ

愈　58

　☞愈　久不愈、自愈を見よ

楡葉　15ⓑ

右　19

右手脈　18ⓑ

有余　12, 76, 81

幽門　44

憂愁　49ⓐ

用針　12, 81

要会　15ⓒ

痒　48

☞葉　三葉、四葉、七葉、短葉、八葉、両葉、六葉を見よ

陽　2, 3, 4, 11, 19, 29, 35, 51, 58, 62, 64, 76

陽維　27, 28, 29

陽緩　29

陽気　35, 37, 55, 65, 70, 76

陽急　29

陽虚　6, 58

陽蹻　26, 27, 29

陽蹻脈　28

陽乗　3, 20

陽盛　6, 58

陽絶　12

陽池　66

陽道　33

陽病　67

陽部　20

陽脈　20, 37

陽明　7, 18ⓐ, 23ⓑ, 28

陽絡　26

陽陵泉　45

☞陽　一陽、陰陽、行陽、三陽、重陽、諸陽、諸陽会、諸陽之会、諸陽脈、少陽、針陽、太陽、脱陽、二陽、補陽、微陽、伏陽、六陽を見よ

腰溶溶　29

厭按　78

厭厭聶聶　15ⓑ

壅　22

癰　37

【ら　行】

来而益数　15ⓑ

来疾去遅　15ⓐ

絡　26, 27

絡脈　23ⓑ, 27

☞絡　維絡、陰絡、経絡、三絡、脾之大絡、別絡、陽絡を見よ

卵　24

闌門　44

裏急　29, 57

☞裏　脊裏、表裏、腹裏を見よ

離経　14ⓐ

累累如環　15ⓑ

留　22, 37

留結　37, 56

留穀　42, 43

留止　55, 66

☞留　伏留を見よ

流　68

流行　72

隆盛　28

両耳　42

両臓　39

両乳間　31

両乳内　45

両枚　42

両葉　41

老人　46

牢　48

牢而長　4

牢濡　79

☞牢　按之牢若痛、心下牢、実牢、浮大而牢を見よ

労倦　49ⓐ, 49ⓓ, 50

琅玕　15ⓑ

六至　14ⓐ, 14ⓓ

324

六十首　16
六臓　39
六脈　4
六葉　42
六陽　24
六腑　1, 8, 14ⓑ, 25, 30, 37, 39, 55, 63, 66, 68

【わ　行】

和　37
或上或下　56
腕骨　66

訳者あとがき

　『難経』は易しそうでいて、読めば読むほどむずかしさを感じる書である。その成立の時代に対して我々よりもはるかに近い唐の楊玄操でさえ『難経』の「難」を難解の意味に解しているほどである（本書「校釈説明」参照）。それから更に千年以上の時を経た我々にとって難解であるのはむしろ当然のことなのかもしれない。中国医学の経典としての重要性に加え、その難解さも与って、中国では三国時代から現代に至るまでに多くの注解書が著され、我が国でも江戸時代以降、数種類の注解書が著された。それらによって難解さは徐々に解消されつつあったが、我が国の中国医学関係者にとってとりわけ益する所が大きかったのは戸川芳郎氏監訳の『難経解説』の刊行である。しかし、それによってもすべての問題が解決したわけではなかった。そこで『難経』の理解を更に深めることを意図して、『難経解説』の原書『難経訳釈』をベースとしてそれにより多くの学問的成果を取り込んだ本書を翻訳することにした次第である。

　本書の特色は『難経解説』の長所を受けつぎ、より正確さを期した点にあるといえる。また、『難経解説』と同様に訓読による書き下し文を加えることにしたが、本書においてはその書き下し文に対して特別の注意を払った。それは、中国の古典を理解する場合に中国語による研究の学問的成果を知ることとを並んで、訓読が今なお有力な一手段と考えられるからである。訳者の勤務する大学には中国人留学生が中国の古典を学びに来ている。これは当り前のことではあるが、中国人であれば誰もが中国の古典を読めるものではないことを端的に示している。古典を理解するには本国人であれ外国人であれ、読解に必要な基礎知識を身につけていなければならない。我が国の中国研究は千年以上の歴史を持ち、訓読はその長い歴史の中で重要な役割りを荷って来たものであって、中国

― i ―

古典の読解に有用な技術的蓄積をその中に豊富に持っている。　訓読は今後においても十分使用に耐え得るものであり、日本人ならばこれを利用しない手はない。このような考え方に基づき、本書の訓読においては次の二点に留意した。第一点は従来の訓読では置き字として読まない文字、即ち助字ないし虚詞をできる限り読み込んだことである（読まなかったのは「之」「而」「於」の一部分である）。これは、文字がそこにある限り必ず何らかの役割を果しているという吉川幸次郎・尾崎雄二郎両先生のお考えに従ったものである。第二点は原書の口語訳に合わせるように訓読を行ったことである(例えば、第七十二難の訳注参照)。これは訓読の仕方によって原書の口語訳に対応する読解が可能であること、換言すれば訓読には中国の研究者が求め得るのと同等の解釈をなし得る潜在力があることを示そうとしたものである。以上の二点は古典の解釈における訓読の可能性を引き出し、持続させる試みになるものと考えている。

　訳文の作成に際しては、前述の『難経解説』を全面的に参考にした他、本間祥白氏の『難経の研究』、小曽戸丈夫・浜田善利両氏の『意釈八十難経』、Paul U. Unschuld 氏の"NAN-CHING : The Classic of Difficult Issues"を適宜参照したが、訳文中には煩瑣を避けてそれを一一記さなかった。

　最後に、序文と訳語・訳注に関する有益な助言とを頂載した関西大学文学部の坂出祥伸教授、及び典籍・人名に関する資料を提供していただいた北里研究所附属東洋医学総合研究所医史文献研究室の小曽戸洋室長に深くお礼申し上げたい。ワープロ原稿の作成については早稲田大学大学院文学研究科の伊藤明美さんに協力していただいた。併せて感謝の意を表したい。

　1992年 4 月

林　　克

【訳者略歴】

林　　克（はやし・かつ）

1943年　横浜市生まれ。京都大学大学院文学研究科博士課程学修退学。現在大東文化大学文学部助教授。

訳注に『訓読・説文解字注』石冊（東海大学出版会）、論文に「素問・標本病伝論の時刻制度」（『漢方研究』1986年9・10号）、「黄帝内経における陰陽説から陰陽五行説への変容」（『大東文化大学漢学会誌』30号）などがある。

難経校釈　〔新装版〕

1992年9月30日　初　版第1刷発行
2017年2月3日　新装版第1刷発行

校　釈　南京中医学院
訳　者　林　　　克
発行者　谷　口　直　良
発行所　㈱たにぐち書店
　　　　〒171-0014 東京都豊島区池袋2-69-10
　　　　TEL(03)3980-5536　FAX(03)3590-3630

落丁・乱丁本はお取り替えいたします。